DE LA MIGRAINE

(DENTAIRE)

NÉVRALGIE DU TRIFACIAL

De son traitement et de celui de la Névralgie sciatique

PAR LA

NÉVROTOMIE AURICULO - TEMPORALE

(section et cautérisation simultanées de l'hélix)

Mai 1887.

Par P. GROUT,

Docteur en médecine de la Faculté de Paris
Médecin de l'hospice du Petit-Quevilly, près Rouen, et du Bureau
de bienfaisance de cette commune
Membre honoraire de la Société de médecine de Rouen
Ancien Président de cette Société, et Secrétaire pendant 20 ans.

ROUEN

Métérie, libraire, rue Jeanne-Darc, n° 11.

1887

DE LA MIGRAINE

(DENTAIRE)

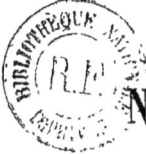

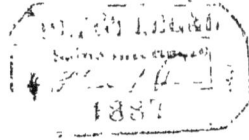

NÉVRALGIE DU TRIFACIAL

De son traitement et de celui de la Névralgie sciatique

NÉVROTOMIE AURICULO-TEMPORALE

(section et cautérisation simultanées de l'hélix)

Mai 1887.

Par P. GROUT,

Docteur en médecine de la Faculté de Paris
Médecin de l'hospice du Petit-Quevilly, près Rouen, et du Bureau
de bienfaisance de cette commune
Membre honoraire de la Société de médecine de Rouen
Ancien Président de cette Société, et Secrétaire pendant 20 ans.

ROUEN

MÉTÉRIE, libraire, rue Jeanne-Darc, n° 11.

1887

PRÉFACE

C'est à l'âge de 90 ans que je me décide à publier ce mémoire sur la migraine, conçu et élaboré dans l'intérêt de la science et de la profession médicale.

Le hasard de la clientèle avait déjà conduit dans mon cabinet, pendant l'espace de 29 ans, 220 personnes des deux sexes atteintes de douleurs dentaires ou de céphalalgie, lorsque, excité par l'appel de la Faculté de médecine de Paris, qui avait proposé en 1882 la migraine pour sujet de concours, je me suis mis à étudier sérieusement cette affection, que j'attribue à un *état douloureux fixe ou vague des extrémités périphériques du nerf trijumeau.*

Négligeant cette première et ancienne série dans laquelle je n'avais indiqué sur mes livres que le sexe des consultants, j'ai pendant quatre ans, de 1883 à 1886, établi une nouvelle série de 348 personnes pour laquelle j'ai pris note du sexe, de l'âge, de l'ancienneté des douleurs, du nombre des dents extraites avant l'opération, de l'époque de l'année où le traitement chirurgical a été employé, des succès et des insuccès qu'il a déterminés —

j'ai dénommé d'une façon scientifique l'opération populaire à laquelle j'ai eu recours, du nom de *névrotomie auriculo-temporale*, indiquant que c'est un filet du nerf de ce nom, qui se trouve coupé et brûlé dans la section, et cautérisation simultanée de l'hélix.

L'anatomie m'a permis de suivre et de citer les points de la tête où se distribuent les douleurs, ainsi que les noms des filets nerveux attaqués, depuis l'origine protubérantielle du trijumeau jusqu'à ses dernières ramifications. A cette occasion, j'ai mis en relief les expansions de ce nerf dans la double *méninge crânienne* que les anciens ignoraient et dont les modernes ont négligé l'affection morbide.

Il n'y avait plus qu'un pas à faire pour proclamer l'existence d'une *migraine interne* ou méningienne (celle des méninges) et d'une migraine externe ou faciale, celle due aux ramifications nerveuses placées aux différents points de la face. Cette distinction avait déjà été faite dans les siècles antérieurs, mais non prouvée et abandonnée par nos contemporains.

Le traitement ancien et populaire par la section et la cautérisation *simultanées* de l'hélix a été étudiée. J'ai donné les détails sur les instruments et le procédé opératoire, ainsi que sur les soins à donner à cette petite brûlure consécutive.

Mais pour porter la conviction dans les esprits, il me fallait une théorie scientifique. C'est la physiologie qui me l'a fournie, et d'une façon si claire et si indiscutable, qu'elle rend compte des succès obtenus dans la migraine et dans la sciatique, ce qui n'avait jamais été entrevu.

Enfin, le succès considérable que j'ai relevé (156 guérisons sur 169 opérés) achève de prouver la bonté de la théorie et celle du traitement.

Ainsi sera rendu aux médecins une opération que, faute de renseignements anatomiques, ils avaient abandonnée aux personnes étrangères à l'art de guérir.

Rouen, 8 mai 1887.

DE LA MIGRAINE

(DENTAIRE)

NÉVRALGIE DU TRIFACIAL

De son traitement et de celui de la Névralgie sciatique

PAR LA

NEVROTOMIE AURICULO-TEMPORALE

(section et cautérisation simultanées de l'hélix.

CHAPITRE Iᵉʳ.

Anatomie et physiologie du nerf trifacial.

L'Académie de médecine de Paris en proposant, il y a quatre ans, pour sujet de concours *la Migraine*, prouvait que la science n'avait pas encore dit son dernier mot sur une question depuis longtemps étudiée, mais pas encore résolue.

Je me présente, après la distribution des prix, sans avoir concouru. Cependant j'estime avoir projeté une grande clarté sur l'étiologie, la physiologie pathologique et le traitement de cette affection; c'est pour le prouver que j'ai entrepris ce travail, malgré mes quatre-vingt-dix ans.

On doit reconnaître qu'à notre époque il existe dans la science un courant d'opinions qui attribue la migraine à une affection nerveuse du trifacial; cependant la démonstration de cette vérité, que j'adopte, n'est pas complètement achevée. J'espère faire partager ma conviction à ceux de mes confrères qui liront cet opuscule.

L'anatomie et la physiologie seront les deux seules sources auxquelles je puiserai mes moyens d'exposition et d'appréciation.

Avant de les exploiter, je crois devoir passer en revue d'une manière générale l'anatomie et la physiologie du trijumeau ou trifacial.

Ce nerf crânien, qui est classé sous le n° 5 parmi ses congénères, est considéré comme *mixte*; il apparaît au côté externe de la protubérance annulaire près de son bord antérieur; en outre il possède une racine profonde très importante à considérer et dont voici, d'après *Hirschfeld, Cruveilhier, Beclard, Sappey* et *Féré*, la description :

Hirschfeld représente dans les belles planches qu'il a ajoutées à son traité et iconographie du système nerveux, Paris, 1862, la courbe que décrit dans l'épaisseur du bulbe rachidien la racine du trijumeau. Cette courbe à concavité antéro-inférieure, présente un faisceau de fibres nerveuses qui s'écartent vers leur extrémité initiale pour recevoir des cellules nerveuses et se termine ou commence, comme on le voudra, dans un groupe de cellules appelées *noyaux du trijumeau*. Schrœder van der Kolk assure avoir vérifié que ces noyaux et ceux appartenant aux autres nerfs de la moelle, sont réunis entre eux et avec l'axe gris de la moelle par des filets particuliers, à l'exception de celui de la sixième paire.

Cruveilhier et Marc Sée étudient l'origine du trijumeau sur un cerveau durci par l'alcool et mieux par
l'acide chromique (tome IV, page 508). Ils trouvent
que : « La grosse racine de la cinquième paire est indi-
vise, qu'elle croise les fibres de la protubérance sans
contracter aucune adhérence ou liaison avec elles;
qu'elle se coude pour se reporter au bas vers le bulbe
et que, dans ce trajet, les fibriles qui la composent s'é-
cartent les unes des autres pour recevoir de nombreuses
cellules dans leur intervalle. Sur divers points de la
longueur de cette racine, les fibres nerveuses s'unissent
à des cellules nerveuses en amas qu'on appelle *les*
noyaux du trijumeau. Selon Schrœder van der Kolk,
cité plus haut, les cellules seraient en communication
avec la substance grise des *olives.*

Cruveilhier et *Marc Sée* ajoutent. « Toutes ces connexions jouent un rôle considérable dans l'explication
de nombreux mouvements reflexes dont le trijumeau
est le point de départ. »

M. Béclard (tome II, p. 489, de son Traité élémentaire de physiologie, 7e édition, Paris, 1884), écrit, à
l'occasion de l'origine du trijumeau : « Si on pénètre
dans l'épaisseur de la protubérance, on voit que la racine motrice vient d'un petit noyau situé en dedans de
la racine sensitive; cette dernière peut être suivie dans
trois directions : 1° la plus grande partie des fibres de
cette racine se prolonge dans une colonne de substance
grise qui représente la corne postérieure de la moelle
dans le bulbe et la protubérance; 2° d'autres fibres peuvent être suivies jusqu'à la substance grise du quatrième ventricule; 3° d'autres encore se rendent sur les
côtés de l'aqueduc de sylvius. »

M. le docteur Féré vient de publier, en 1886, un ou-

vrage fort remarquable, intitulé *Traité élémentaire
d'anatomie médicale*. J'y trouve les lignes suivantes :
« Le trijumeau émerge de la protubérance au niveau
de l'origine du pédoncule cerebelleux moyen, un peu
en avant de leur partie moyenne, par deux racines :
l'une *grosse* racine *sensitive* est externe et un peu postérieure, l'autre *petite* racine ou racine *motrice* est interne et un peu antérieure. La petite racine provient
du noyau *masticateur* qui est situé sur le prolongement
des cornes antérieures de la moelle dans l'étage moyen
de la protubérance. La grosse racine naît, au contraire,
du noyau de substance grise qui fait suite aux cornes
postérieures de la moelle et s'étend depuis la tubérosité
de rolando jusqu'à la partie antérieure de la protubé-
rançe. Elle reçoit en outre des fibres radiculaires venant
de la substance grise du plancher du quatrième ventricule. Le nerf sensitif est par conséquent beaucoup plus
considérable que le noyau moteur, ce qui se trouve en
rapport avec le rôle fonctionnel du nerf. »

Les relations nombreuses que le trifacial établit avec
différents nerfs lui ont fait donner le nom de *sympathique moyen* ; le facial est le *petit sympathique*.

Arrivé au côté interne du bord supérieur du rocher
où se trouve le ganglion de Gasser, le trifacial se divise en trois branches, sinon en quatre. qui portent les
noms de branches *ophthalmique*, de *maxillaire supérieure*, de *maxillaire inférieure*. La quatrième, non
ganglionnaire, exclusivement motrice, est le nerf *masticateur* au point de vue physiologique qui se réunit plus
tard avec le maxillaire inférieur.

Branche ophthalmique. — La branche ophthalmique
se divise en trois rameaux : l'un externe ou nerf *lacrymal,* un autre moyen ou *nerf frontal* et un dernier in-

terne ou *nerf nasal.* Considéré dans son ensemble, cette branche dessert le globe de l'œil, la paupière supérieure, le front, le nez, la pommette et aussi toute l'étendue de la double ménynge crânienne, le synciput, la peau de la tempe, une partie de la glande lacrymale, va au sourcillier, au frontal, traverse l'ethmoïde, l'os mallaire.

Branche maxillaire supérieure. — La branche maxilaire supérieure fournit deux ordres de rameaux, à savoir ceux qui en naissent directement et ceux qui ont leur point de départ dans le ganglion *spheno-palatin.*

Les premiers, au nombre de trois, portent les noms de :

1° Rameau *orbitaire* ou *lacrymo-temporal;*

2° Alveolo dentaire *postérieur;*

3° *Alveolo dentaire antérieur* qui tous deux fournissent des ramuscules pour les dents.

4° *Sous-orbitaire* qui donne des filets aux paupières, au nez et aux lèvres ; quant à ceux qui naissent du *ganglion de Meckel* ou *spheno-palatin*, ils sont au nombre de deux et s'appellent *spheno-palatin* et *palatin.*

La branche maxillaire supérieure donne la sensibilité aux téguments de la joue, de l'aile du nez, à la paupière supérieure, à la muqueuse du pharynx, de la voûte palatine, des fosses nasales, du sinus maxillaire, des gencives, aux dents de la mâchoire supérieure. Ce nerf préside à la nutrition de ces diverses parties.

Branche maxillaire inférieure. — Des sept nerfs fournis par la maxillaire inférieure, trois sont externes et portent les noms :

1° De *temporal profond moyen;*

2° De *masseterin;*

3° De *buccal.*

Une quatrième branche est postérieure et s'appelle *auriculo-temporale* ou *temporal superficiel*. Les deux derniers nerfs qui terminent cette branche maxillaire inférieure sont : le dentaire *inférieur* et le *lingual* qui se distribuent aux dents et à la langue.

« Le nerf maxillaire inférieur préside à la sensibilité générale des téguments, de la lèvre inférieure, du menton, des joues, de la région auriculo-temporale, de la muqueuse de la joue, de la lèvre, des gencives, du plancher de la bouche : il préside encore à la sensibilité générale de la langue, des dents de la mâchoire inférieure; il donne aussi la sensibilité à la muqueuse de la caisse du tympan; il commande, en outre, la nutrition des glandes salivaires, mais il est certain, pour les glandes sublinguales et sous-maxillaires au moins, que les filets sécréteurs viennent du facial par la corde du tympan. »

On voit que le nerf maxillaire inférieur est à la fois moteur et sensitif.

Avant de terminer ce chapitre d'anatomie et de physiologie du trijumeau, je dois arrêter l'attention du lecteur sur les nerfs de la dure-mère et de l'arachnoïde crânienne.

Nos anciens ne connaissaient pas l'existence de ces nefs; cependant ils pensaient qu'il existait *quelque chose* entre les deux membranes.

Les frères Plater (Félix et Thomas), à la fin du XVIᵉ siècle (Bâle, 1625, 3ᵉ édition, tome 2, de *prax eos mediæ*, page 206), en traitant des douleurs de la tête, écrivaient:

Inter calvarian causam doloris residere vel in menyngibus cerebri, vel cerebro ipso cum nihil aluid illis, occurare, necesse esse, in menyngibus autem cerebri, dolorem hanc fieri posse, quod cum sensu tactus prædictæ sunt

*documento est. Quæ cum Geminæ sunt, crassa nimirum et
tenuis, illæque arcte interse conjunctæ vasisque coherentes
dolorem ab utralibet primum incipiat, fere communi-
quant, ita ut ægre quænam ex illis polissimum afficiatur liceat discernere, nisi ex eo conjecturam aliquam,
capiamus, quod cum affectu in exteriore crassa mem-
brana potissimum residet ad exteriora capitis dolor
quoque propter pericranium illi connexum aliquo modo
pertineat : si vero interior tenuis tunica magis afficiatur
profundior tunc cerebroque veluti immersus esse videa-
tur, in utraque tamen affectâ dolore ad oculorum radices
cum oculi Globus a cerebri membranis tunicas accipiat,
potest pertringere ; sed cum ambæ tunicæ in duas veluti partes una cum cerebro per longitudinem in mediæ
calvariæ examussim distintæ sint, fit, ut si affectus in
una saltem illarum parte, vel latere consistat medium
quoque tantum capitis latus in hemicrania patiatur : si
in utroque sit, in utrisque, simul dolor et nunc in hac
illave capitis parte, plus minus ve prout residet, mo
lestat.*

Ces deux auteurs examinent aussi la part que le cerveau peut prendre à ces douleurs de tête, et ils con-
cluent que cet organe peut aussi partager cette souffrance.

Au commencement du xix⁰ siècle, Chaussier déclarait
dans le 10⁰ volume du Grand Dictionnaire des Sciences
Médicales (page 289, année 1814), « qu'il était reconnu
aujourd'hui qu'elle (la dure-mère) ne reçoit aucun
nerf, si ce n'est quelques filets du trisphanchnique qui
la pénétrent avec les artères qu'ils entourent. »

Mais aujourd'hui tous les auteurs d'anatomie s'accordent pour attester et démontrer dans cette double
membrane l'existence et l'origine de nerfs nombreux

provenant surtout de la branche ophthalmique de Willis.

Hirschsfeld, dans son Traité et Iconographie du système nerveux et des organes des sens, Paris, 2ᵉ édition, 1866, dit, page 14, « la question de savoir si la *dure-mère* est pourvue ou dépourvue de nerfs a été pendant longtemps un sujet de doute. Les plus savants anatomistes du temps passé et même à une époque plus récente, Meckel, Morgagni, Haller, Holstein et autres n'ont pas admis la présence des nerfs dans la dure-mère. D'autres auteurs, plus modernes, tels que Arnold, Cruveilhier et Sappey, les admettent à la vérité, mais néanmoins ils ne s'accordent pas sur leur origine. Quant à nous, nous affirmons qu'ils existent, mais encore qu'ils proviennent de trois sources différentes, à savoir du nerf trijumeau, du nerf pathétique, du plexus nerveux sympathique qui accompagne l'artère menyngée moyenne, ainsi que nous le démontrerons plus tard. »

Dans le Traité d'Anatomie descriptive de *Cruveilhier* et de *Marc Sée*, tome IV, page 342 et suivants, 4ᵉ édition, 1871, on trouve :

« Les nerfs de la dure-mère qui *tous* proviennent des ramifications de la cinquième paire se divisent en *antérieurs, moyens* et *postérieurs :*

1° Les antérieurs que M. Fremont, en 1816, a le premier signalés, sont des ramuscules très grêles qui se détachent du filet ethmoïdal du rameau nasal de l'ophthalmique de Willis, et se répandent dans l'épaisseur de cette portion de la dure-mère qui recouvre la lame criblée de l'ethmoïde;

2° Les filets moyens, nerfs de la région temporo-pariétale de la dure-mère, au nombre de quatre ou cinq de chaque côté, naissent du ganglion de Gasser, se placent immédiatement dans l'épaisseur de la dure-mère plus près de sa face interne que de sa surface externe, parcourent en divergeant la région sphéno-temporale, puis la région pariétale de la dure-mère : plusieurs s'épuisent dans ce trajet; deux ou trois se terminent au voisinage du sinus longitudinal supérieur;

3° Les filets postérieurs, nerfs de la tente et de la faux, au nombre de cinq à six de chaque côté, naissent de la branche ophthalmique de Willis[1], à sa sortie du ganglion de Gasser et se recourbent immédiatement en arrière, quelques-uns croisent le nerf pathétique auquel ils s'accolent, ce qui a pu faire croire qu'ils provenaient de ce nerf; ils se placent ensuite dans l'épaisseur de la tente en longeant sa petite circonférence et vont en divergeant à partir de ce point; les filets externes, arrivés au voisinage du sinus latéral, se recourbent de dehors en dedans pour aller gagner la partie postérieure de la faux dans l'épaisseur de laquelle ils se terminent; les plus internes gagnent directement la base de la faux et se portent en haut et en avant dans l'épaisseur de ce repli où ils se perdent à diverses hauteurs. »

Au bas de cette page de notre auteur, on trouve un renvoi très important que voici :

« Sur une tête qui avait macéré dans l'acide nitrique étendu d'eau, puis dans l'eau seule, la dure-mère était devenue transparente, comme gélatiniforme; je fus tout surpris de voir dans son épaisseur des lignes blanches; je constatai leur caractère nerveux et je les disséquai

---

[1] Avant de se diviser, la branche ophthalmique fournit un filet rétro-grade (*Nervus recurrem inter taminas tentorii*, Arnold), qui se porte en arrière pour gagner la tente du cervelet, p. 570, tome IV, de *Cruveilhier*.

sur toute leur longueur. Cette observation fut le point de départ de dissections nombreuses auxquelles M. Bonamy et moi nous nous sommes livrés à ce sujet. »

Au lieu de dix à douze filets que je viens de signaler, M. Sappey dit qu'ils sont peu nombreux. Quant à leur origine, il conteste celle des nerfs moyens et l'attribue aux nerfs du grand sympathique qui accompagnent l'artère ményngée.

Mais l'assertion de deux anatomistes distingués, qui déclarent avoir *bien des fois* examiné et répété leurs dissections et constaté la nature nerveuse de ces filets en si grand nombre, entraîne complètement ma conviction et me fait négliger les assertions de M. Sappey.

Quoi qu'il en soit, l'existence d'un certain nombre de filets nerveux provenant de la branche ophthalmique de Willis est incontestable et suffisamment démontrée.

C'est à tort que les pathologistes ont laissé de côté l'étude de ces filets nerveux interposés dans la double ménynge crânienne ou pariétale; on ne peut en effet leur refuser le genre de sensibilité et les relations cérébro-spinales que l'on reconnait aux autres filets du trijumeau dont ils sont la terminaison dans la **cavité encéphalique**.

Je terminerai cette revue d'anatomie locale en indiquant les relations du trifacial avec le grand sympathique. Le ganglion cervical supérieur communique avec la cinquième paire :

1° Par le ganglion de Gasser;

2° Par la branche ophthalmique de Willis avant d'arriver au sinus cavernus, soit directement, soit indirectement;

3° Par le maxillaire supérieur au moyen d'une émanation du plexus caverneux qui aborde la racine du ganglion sphéno-palatin.

Nous verrons plus loin l'utilité de ces citations en décrivant les douleurs de la migraine, inexplicables jusqu'ici.

Pour la commodité du lecteur, j'ai joint à ce chapitre Ier, trois tableaux synoptiques représentant la distribution des rameaux secondaires, tertiaires, etc., des trois branches du trijumeau. Les étudiants pourront en profiter pour leur instruction.

CHAPITRE II.

Pathologie.

La migraine est un état douloureux fixe ou vague des extrémités périphériques du nerf trijumeau ou trifacial.

Son siège est nécessairement à la tête et plus particulièrement à la face dont elle occupe le profil, mais les connexions que ce nerf entretient avec le facial, la deuxième branche du plexus cervical superficiel et le grand sympathique, lui font promener quelquefois ses douleurs au cou, à l'occiput, aux membres et aux viscères abdominaux.

Presque toujours il n'y a qu'un seul trifacial attaqué, rarement on en voit deux souffrir en même temps ou même alternativement.

Les noms de *migraine*, d'*hémicranie* lui ont donc été donnés à juste titre.

Les Grecs en ont parlé d'une manière incomplète

2

sous les noms de κεφαλεια—κεφαλαλγια. Aretée, de Cappadoce, la désignait sous le nom d'ηδεροκρανια, les Arabes sous celui de *Soda* et les médicaments qu'elle requérait par celui de *Southaz cephalylgica;* suivant l'opinion que chaque pathologiste s'est formé de la migraine, cette affection a recu les noms plus ou moins significatifs. Ainsi on'l'a appelée *céphalalgic, cephalée, carébaarie, clou hystérique, gravedo, hemicranie, prosopalgie, névralgie de la face, névralgie faciale, névralgie trifaciale.* Il convient de lui laisser les noms d'*hémicranie* ou de *migraine* ou *mieux de névralgie du trifacial* ou trijumeau.

Trois signes principaux servent à la diagnostiquer, ce sont *les douleurs, leur marche, leurs sièges.*

Les douleurs sont extrêmement variées et ne sauraient être dépeintes avec exactitude : elles sont si personnelles, si étranges, que les malades eux-mêmes savent rarement les définir; l'âge, le sexe, la constitution, l'hérédité, les font varier.

Cependant je vais essayer d'en ranger quelques-unes dans la gamme ascendante qui suit :

Chatouillement,
Démangeaison,
Prurit,
Cuisson,
Irritation,
Agacement,
Pulsation,
Battement,
Pincement,
Tensions,
Piqûres,

Il y en a de
Ténébrantes,
Formicantes,
Engourdissement,
Pesanteur,
Chaleur,
Brûlure,

Certains malades accusent de la pesanteur de la chaleur de la brûlure.

Souvent il n'y a pas d'autre explication que les mots :
Horrible,
Indéfinissable,

Déchirement,	Supprimant la mémoire, le juge-
Arrachement,	ment, la pensée, ôtant aussi l'a-
Ecrasement	mour de la vie.

Ces douleurs empêchent plus ou moins le sommeil, l'exercice musculaire, le travail intellectuel, l'appétit, les fonctions digestives; déterminent des cris, des pleurs, de l'agitation des pandiculations, des vomissements, des crampes, des tremblements.

Marche des douleurs. — Elles se montrent par accès ou crises, avec ou sans prodrômes, sont continues ou intermittentes, avec ou sans périodicité, ailleurs elles sont subintrantes ou rémittentes, débutent souvent tout à coup et disparaissent entièrement au bout d'un certain temps variable; elles persistent avec ou sans intervalles pendant des secondes, des minutes, des fragments d'heure, ou des jours, des mois et même des années. (Voir le tableau n° 5, qui en indique ayant duré 20, 30 et 42 ans.)

Siège des douleurs. — On rencontre ces douleurs à tous les points de terminaison des filets nerveux du trifacial, isolément ou plusieurs à la fois.

Je mentionnerai :

1° Le synciput;
2° Le front;
3° La paupière supérieure;
4° La paupière inférieure;
5° Le nez, son dos, ses côtés, ses ailes, sa cloison son lobule, le sac lacrymal;
6° Le sinus frontal;
7° Sinus maxillaire;

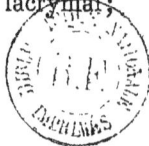

8° Sinus sphénoïdal;

9° Le globe oculaire;

10° La conjonctive oculo-palpébrale;

11° La tempe;

12° Le pavillon de l'oreille;

13° Le conduit auditif;

14° La pommette;

15° La joue;

16° La machoire supérieure;

17° La lèvre supérieure;

18° La lèvre inférieure;

19° La machoire inférieure;

20° Le menton;

21° La région sous-maxillaire;

22° La langue;

23° Le palais;

24° Le côté du cou, du corps;

25° Les membres, épaule;

26° Le grand sympathique;

27° L'intérieur du crâne.

Nous allons y trouver un filet nerveux de l'une des trois branches du trijumeau aboutissant soit à la peau, soit à la muqueuse subjacente, soit aux follicules de ces deux sortes de membranes, soit aussi aux muscles, aux os :

1° *Synciput*. — Le synciput est sillonné et imprégné par des filets nerveux provenant du frontal externe ou sus-orbitaire, première division de [la seconde branche de l'ophthalmique, appelé par Chaussier, *fronto-palpebrale*.

Il n'est pas rare d'entendre des *femmes* se plaindre d'une douleur constante et assez supportable au som-

met de la tête; presque toutes ces personnes sont leu-
corrhéiques ou affectées de souffrances utérines (abais-
sement, renversement, etc.).

Probablement les nerfs menyngés dont j'ai parlé con-
tribuent à cette fixité, à sa profondeur;

2° *Front.* — A la partie inférieure du front, on trouve
beaucoup de filets nerveux issus du frontal interne,
subdivision du sus-orbitaire ou fronto-palpébral (Chaussier), branche de l'ophthalmique qui ne dépassent pas
la bosse frontale; des rameaux pénètrent dans le sinus
frontal au moyen de petits trous situés sur les côtés de
la bosse nasale;

3° *Paupière supérieure.* — C'est par les nombreux filets descendant du frontal *interne,* de l'*externe* que la
paupière supérieure reçoit les nerfs qui vont à la peau,
dans l'os, à la muqueuse de la paupière, à celle du sinus frontal; d'autres provenant du *nasal externe* se dis-
posent en arcades et pénètrent dans l'épaisseur du
muscle orbiculaire et vont au sac lacrymal, à la caroncule et aux conduits lacrymaux; quelques-uns s'ana-
tomasent avec des filets ascendants du nerf sous-orbitaire; d'autres arrivent encore du nerf orbitaire.

J'ai été consulté par un agriculteur d'une soixantaine
d'années qui était affecté alternativement d'une con-
jonctivite granuleuse et d'une névralgie dentaire du
côté gauche. Quand la première disparaissait, la seconde se montrait et vice-versa. La cautérisation de
l'hélix a été aussi impuissante que le quinquina pour
obtenir la guérison : des injections hypodermiques de
morphine ont beaucoup soulagé.

4° *Paupière inférieure.* — La paupière inférieure
doit au sous-orbitaire, branche du maxillaire supérieur,

des filets nerveux qui passent sous le muscle orbiculaire et se distribuent à la peau et à la conjonctive.

5° *Nez*, côté, dos, lobule, aile, cloison, sac lacrymal,
fosses nasales, cornets, méats, caroncule, canal nasal.
— Le nasal externe, première division du nasal, troisième branche de l'ophthalmique, fournit des filets nasaux très multipliés qui se portent sur le *dos du nez* et
au *lobule*, à *l'aile du nez* que visite aussi le nerf nasolo-
baire du filet ethmoïdal.

Des filets détachés du nerf sous-orbitaire du maxillaire supérieur se répandent en grand nombre sur les
côtés du nez pour animer la peau et la muqueuse nasale
de cette région et aussi *l'aile du nez*.

On voit arriver à la face supérieure postérieure des
fosses nasales, des filets nerveux émanés du naso-pha-
ryngien, branche appartenant au ganglion sphéno-
palatin, dont plusieurs s'épanouissent sur *les cornets* et
dans *les méats supérieur et moyen* et même à la voûte
palatine.

Un long nerf issu du ganglion sphéno-palatin ou de
Meckel, attribué au maxillaire supérieur, parcourt *la
cloison* de haut en bas et d'arrière en avant; il est ac-
compagné de deux ou trois autres de même origine qui
restent *dans la cloison*, mais c'est le nerf nasal interne
ou ethmoïdal qui, de retour de la lame criblée de l'ethmoïde, fournit un ramuscule appelé nerf *antérieur de
la cloison*.

Le sac lacrymal, la caroncule, le canal nasal, les conduits lacrymaux sont sensibilisés par des filets palpébraux du nasal externe. C'est un filet nerveux provenant du nerf alvéolo-dentaire antérieur qui suit le canal nasal.

Sinus. — 1° Le sinus frontal reçoit quelques filets du nerf frontal externe et aussi de l'interne, tous traversent les trous situés sur les côtés de la bosse nasale ;

2° Le sinus maxillaire admet plusieurs petits filets du palatin antérieur provenant des nerfs ganglionnaires du maxillaire supérieur, ils traversent la paroi interne du sinus et vont se rendre aux dernières molaires, mais un filet très grêle est destiné à la muqueuse de ce sinus ;

3° Le sinus sphénoïdal est pénétré par un filet du nerf sphéno-palatin interne.

Œil. — Le globe oculaire tire d'une double origine les nerfs dits ciliaires qui se rendent à l'iris, au *muscle* ciliaire et dans l'épaisseur de la cornée et se terminent à la conjonctive :

La première provient du ganglion ophthalmique, lequel donne dix ou douze filets ;

La seconde dépend du nerf nasal qui n'en fournit qu'un petit nombre.

Tempe. — La branche ophthalmique de Willis n'est pas le seul nerf mixte qui, au moyen du lacrymal, envoie à la peau de la tempe, dans sa région antérieure, un filet *temporo-palpébral,* quatre autres viennent se jeter dans le muscle crotaphyte; ce sont :

1° *Le temporal profond moyen* fourni par le maxillaire inférieur dont il est le principal rameau ; il s'anastomose dans le corps de ce muscle avec plusieurs filets du buccal et du massétérin;

2° *Le massétérin,* parvenu dans la fosse zygomatique,

donne un ou deux des filets précités et, en outre, un petit rameau nommé *temporal profond postérieur;*

3° *Le nerf temporal profond antérieur* fourni par le buccal, s'anastomose dans le crotaphyte avec le *filet temporal du nerf orbitaire* dépendant du maxillaire supérieur et avec le nerf *temporal profond moyen;*

4° *Le rameau orbitaire* du maxillaire supérieur donne un filet temporal qui traverse l'os malaire, s'enfonce dans la partie centrale du muscle crotaphyte et s'anastomose avec le temporal profond moyen.

Un tel concours de nerfs moteurs et sensitifs était nécessaire pour donner à un muscle aussi important que le crotaphyte toute la force et la sensibilité que pouvaient fournir les deux branches principales du trijumeau; il explique aussi la fréquence et l'intensité sourde des douleurs de la tempe.

Pavillon de l'oreille. — Cette espèce de conque que l'on nomme pavillon de l'oreille, reçoit par ses deux faces trois sortes de nerfs :

1° Par l'interne, ce sont les expansions terminales *du facial, de la deuxième branche du plexus cervical* et de l'auriculo-temporal du maxillaire inférieur qui règnent en maîtres;

2° Par l'externe, c'est *l'auriculo-temporal* qui, presque seul, se ramifie, surtout près le bord antérieur du pavillon. — Je reviendrai sur le dernier nerf quand je parlerai du lieu de l'opération.

Conduit auditif. — Ce conduit associe souvent ses douleurs et ses efforts à ceux du pavillon; il a cependant ses organes spéciaux de sensibilité, à savoir un filet sensitif du ganglion otique fourni par le maxillaire inférieur et quelques terminaisons de l'auriculo-temporal précité.

Pommette. — Quand la douleur de la migraine occupe cette région petite, mais saillante de la face, c'est l'un ou l'autre ou tous les deux ramuscules provenant :

1° Du *temporo-malaire*, division du lacrymal (branche ophthalmique) d'un autre *temporo-malaire* branche de l'orbitaire maxillaire supérieur. Ces deux sortes de nerfs traversent séparément l'os malaire et se portent : le premier, à la peau de la joue ; le second, dans l'épaisseur de la partie antérieure du muscle crotaphyte.

Joue. — La joue doit au buccal, division du maxillaire inférieur, non seulement sa sensibilité cutanée et muqueuse, mais encore sa contractilité musculaire. Quelques filets du temporo-malaire y apportent leur concours.

Mâchoire supérieure. — Ce sont les seuls nerfs alvéolo-dentaires antérieurs et postérieurs du maxillaire supérieur qui sont consacrés à la vitalité et à la sensibilité profonde de la mâchoire supérieure ; ils fournissent des filets aux gencives, à la muqueuse buccale ; mais c'est surtout aux racines des dents de cette région qu'ils distribuent une vingtaine de filets *(plusieurs pour les malaires)* et en laisssent un assez grand nombre dans l'os maxillaire supérieur trop rapprochés du sinus maxillaire pour ne pas lui en distribuer quelques-uns.

Ce grand nombre de nerfs trophiques et sensitifs explique la fréquence des douleurs habitant cette région.

Lèvre supérieure. — Les rameaux labiaux de la branche maxillaire supérieure sont de deux sortes : les uns *cutanés,* les autres *muqueux* et *glandulaires.* Ceux-ci se distribuent :

1° A la muqueuse de la lèvre supérieure et plus particulièrement à son bord libre ;

2° Ceux-là vont à la couche glanduleuse, les filets cutanés destinés à la peau et aux follicules pileux sont inférieurs en nombre et en volume aux filets muqueux et glandulaires.

Lèvre inférieure. — Au contraire de la précédente, la lèvre inférieure ne possède qu'un faisceau de filets divergeants et ascendants provenant du nerf mentonnier du maxillaire inférieur, pour se distribuer à la peau, à la membrane muqueuse et à la couche glandulaire.

Menton. — A sa sortie du canal dentaire le *nerf dentaire* inférieur prend le nom de *nerf mentonnier.* Il se divise en beaucoup de filets divergeants, ascendants, radiés, qui sont destinés à la peau, à la membrane muqueuse et à la couche glandulaire de la lèvre inférieure et surtout à son bord libre.

Mâchoire inférieure. — La mâchoire inférieure ou diacrânienne, comme le disait le vieux professeur Chaussier, partage les douleurs de la supérieure, encore bien qu'elle souffre isolément pour son propre compte. Meublée par le même nombre de dents, elle recoit du nerf dentaire inférieur *(branche du maxillaire inférieur)* le même nombre de filets que nous avons vus, pour : 2 incisives et 1 canine, 6 pour 2 premolaires, 10 ou 12 environ pour 3 grosses molaires. Il y en a d'autres encore pour les gencives.

Quoique chaque dent, aux deux machoires, ait son nerf particulier et sa sensibilité propre, il n'est pas rare de voir une dent malade endolorir ses voisines et même tout le demi-arc dentaire au point que les malades ne savent pas ou ne peuvent pas désigner la dent qui fait souffrir; on voit encore souvent l'extraction d'une dent, c'est-à-dire la déchirure de son nerf, augmenter les douleurs primitives et nécessiter (mais non selon moi) l'extraction des dents voisines.

Mais le plus souvent, pour ne pas dire presque toujours, les douleurs dentaires déterminent des névropathies des différents points du trijumeau; c'est cette conviction qui m'a fait écrire ce mémoire.

Langue. — C'est au nerf *lingual,* une des deux terminaisons de la branche maxillaire inférieure, que la langue doit, dans ses deux tiers antérieurs, une partie de sa sensibilité générale et particulière; l'autre partie serait réservée au glosso-pharyngien. Son volume est augmenté par l'adjonction de la *corde du tympan* qui apporte, suivant les uns, une faculté motrice; suivant d'autres, un accroissement de sensibilité gustative.

Région sous-maxillaire. — Cette région sous-maxillaire est parcourue par le *nerf mylohyoïdien,* émanation de la branche motrice du trijumeau; le ventre antérieur du dégasnique et le genio-hyoïdien le reçoivent. Il agit sur les points comme nerfs moteurs et sensitifs et nerfs mixtes.

Palais. — Il est bien rare, mais non pas inoui, de trouver des migraineux se plaignant de picottement, de

sensibilité douloureuse au palais. Ce sont les nerfs palatins *antérieurs, moyens* et *postérieurs* provenant du
ganglion de Meckel qui, quoique mixtes, dispensent la
sensibilité à la muqueuse des deux faces du voile du
palais, à la voûte palatine et aux muscles *palato-sta-
phylin-peristaphylin* interne.

Côté du cou. — Il est plus souvent question, chez
les malades, de douleur du côté du cou, au-dessous du
pavillon de l'oreille ; ces douleurs sont peu fortes. Dans
cette région, en effet, se rencontre une anastomose du
trijumeau, du facial et de la deuxième branche du *plexus
cervical* superficiel. Parfois ces douleurs vont à l'épaule
et à une partie plus ou moins étendue du côté du corps,
colportées par les communications avec les branches
des deux *plexus cervicaux*.

Grand sympathique. — Dans la partie anatomique
de ce mémoire, j'ai parlé des relations du trijumeau
avec le grand sympathique, aussi je ne trouve pas impossible que des toux dites *nerveuses*, des étouffements
spasmodiques, des gostralgies, des intéralgies rebelles
soient occasionnés par une souffrance habituelle d'un
ou de plusieurs points des ramifications du trijumeau.
Voici une observation qui nous vient d'Angleterre.
On lit dans le journal *Paris-Médical,* du 15 décembre
1886, une observation du docteur *Vincent Dormer
Harris,* médecin de l'hospice de la cité de Londres,
ainsi conçue : « La toux, chez une hystérique, était le
résultat d'une simple carie dentaire. Les paroxysmes revenaient régulièrement toutes les nuits, à trois
heures du matin ; aucun médicament ne parut avoir
d'action sur la toux, mais à la fin les paroxysmes

furent remplacés par une violente odontalgie : par le traitement, celle-ci disparut à son tour. »

Intérieur du crâne. — Assez souvent les malades accusent soit primitivement, soit secondairement une douleur profonde dans un *point quelconque de l'intérieur du crâne.* C'est aux nerfs de la double ménynge crânienne qu'il faut les attribuer. Nous verrons bientôt quels sont les signes de cette localisation de la migraine. *(Voir au chapitre Ier, Anatomie pour l'étude de ces nerfs.)*

Quelles que soient ces douleurs, elles sont rarement isolées, presque toujours elles sont réunies à plusieurs, avec prédominance momentanée d'une seule. Pendant les accès, l'attitude des malades est souvent caractéristique. Les uns baissent la tête et courbent le corps ; d'autres se renversent en arrière, regardent le ciel et poussent des soupirs ou des cris. Quelques-uns ne peuvent se tenir debout et demandent un siège ou l'appui d'un serviteur ou d'un ami. Certaines femmes préfèrent le lit, ou parfois elles gémissent, sont glacées et pleurent. Un certain nombre de migraineux se plaignent amèrement d'un mal qu'ils ne comprennent pas, dont la nature leur échappe. Ils s'en veulent à eux-mêmes, ne sachant à qui ni à quoi s'en prendre ; d'autres sont colères, piétinent, agitent les membres ou les bras d'une manière menaçante. Certains sont pâles, froids, défaits, défaillants ou colères et furieux.

Souvent on voit des malades placer leur main horisontalement ou verticalement sur la face et le crâne à l'endroit douloureux.

Certains migraineux de tout sexe vous disent que les premières douleurs remontent à l'âge de la deuxième dentition commençante. Beaucoup d'autres ont été atteints à des époques différentes plus ou moins rapprochées (Voir tableau n° 2). Beaucoup se sont fait extraire inutilement une ou plusieurs dents avant de se soumettre à la névrotomie auriculo-temporale (Voir tableau n° 3).

C'est souvent pendant la nuit que les accès se déclarent; aussi le sommeil est-il souvent complètement perdu, ou simplement troublé. Pendant ces insomnies, les malades restent dans une attente pleine de perplexité, d'anxiété, d'angoisse.

Certains migraineux ne peuvent, en raison du siège des souffrances, ni parler ni mâcher, ils salivent quelquefois abondamment. La marche est ou difficile ou impossible chez ceux que la douleur maîtrise ou enchaîne. L'appétit est presque toujours perdu et les digestions sont lentes et difficiles.

La douleur est venue tantôt tout-à-coup, brusquement; tantôt elle a progressé lentement; elle se montre héréditaire dans quelques familles. J'ai vu trois et quatre générations en avoir été atteintes. Il y a des personnes qui, renseignées par leurs aïeux, demandent étant en santé à subir la névrotomie auriculo-temporale, et des pères de famille amènent leurs enfants pour ne pas leur laisser un pareil héritage de douleur.

Si l'on veut embrasser d'un coup d'œil l'ensemble des symptômes de la migraine, il faut les partager en deux groupes, suivant qu'ils sont dus :

1° A l'influence exercée sur le grand sympathique;

Ou 2° sur l'axe cérébro-spinal, division qui correspond aux rapports du trijumeau avec l'un ou l'autre de ces centres physiologiques.

Dans le premier groupe, je placerais l'inappétence,

les nausées, les vomissements, la salivation, les pleurs, les cris, l'étouffement, l'irrégularité des mouvements respiratoires, la soif, les soupirs, les troubles digestifs, etc.

Dans le second, celui qui se rapporte à l'axe cérébro-spinal, se rangeront les douleurs nerveuses qui constituent la migraine ordinaire : les sensations d'engourdissement, de faiblesse musculaire, l'insomnie ou l'assoupissement, l'hébétude, le trouble de la mémoire, de l'intelligence, le besoin d'obscurité, de silence, d'immobilité, la mauvaise humeur, les emportements de colère, l'agitation musculaire, l'incertitude des déterminations, les convulsions plus ou moins étendues, etc.

Migraine interne, migraine externe. — Mais une distinction plus importante à faire est celle qui consiste à établir et à proclamer l'existence d'une *migraine interne* et celle d'une *migraine externe*.

Nos anciens auteurs avaient bien aperçu l'existence de ces deux sortes de maladies, mais ils ne pouvaient en indiquer le siège anatomique, qui n'était pas encore connu. Les modernes l'ont passé sous silence.

La migraine interne se reconnaîtra à son siège intérieur et au sentiment de profondeur, de pesanteur, de déchirure, de grattements, d'élancements intérieurs, les mouvements de la tête et du corps sont intolérables. il y a des vertiges, des sifflements d'oreille, de la stupeur, on sent du froid à l'intérieur du crâne, le sommeil est lourd, profond, comateux; des rêves effrayants l'accompagnent; quelquefois une pression légère des téguments du crâne suffit pour augmenter la souffrance. Dans d'autres circonstances, les malades se soulagent en se bandant fortement et circulairement le crâne. Avec la persistance des douleurs, on remarque une altération plus ou moins sensible du caractère, amenant une tendance à l'hypochondrie; le travail de tête est plus ou moins modifié, quelquefois c'est une céphalalgie sourde, obscure, continuelle, opiniâtre, plus ou moins fixe. Cependant même à ce degré, la migraine peut disparaître quelquefois tout à coup complètement; elle est très facile à reconnaître quand elle est seule.

La migraine externe se distingue :

1º Par son siège qui est toujours extérieur ou dans des cavités accessibles à la vue et au toucher, et le plus souvent à la peau ou dans les muqueuses, rarement dans certains muscles ou dans les os;

2º Par son peu de fixité et quoique les douleurs soient quelquefois considérables, elles sont généralement plus supportables, plus rapides dans leur attaque, dans leur durée. Ce sont des éclairs successifs, des morsures, des arrachements, des piqures, etc.; elles ne condamnent pas toujours les mouvements de la tête.

Quelques malades éprouvent à la fois, ou alternativement, les souffrances de la migraine interne et celles de l'externe. Lorsque les deux douleurs réunies sont intenses, la situation des patients est lamentable et digne d'une pitié profonde, il n'y a rien d'étonnant que les tortures se terminent par un arachnoidite aiguë ou chronique, ou par le suicide.

Causes. — De toutes les causes efficientes, la *carie dentaire*, ou plus généralement la souffrance dentaire, me paraît être *incontestablement* la plus fréquente, la plus puissante. Certains migraineux, en petit nombre, 5 à 6 p. 100, disent ne pas souffrir et n'avoir jamais souffert des dents; cependant, en examinant l'état de leur denture, on trouve parfois des dents noires, cariées ou non, usées, racourcies. J'engage le lecteur à constater ce point auquel j'attache une grande importance diagnostique et pronostique. Cependant, je reconnais que des souffrances primitives de l'estomac, de l'utérus, du foie, des appareils de la vision, de l'olfactum, de l'audition, de la gustation, peuvent agir comme causes efficientes et plus souvent comme adjuvantes ; mais quel que soit ce point de départ, c'est toujours le trijumeau qui est le nerf dépositaire, l'aboutissant de ces diverses souffrances et qu'il faut s'occuper de guérir.

Parmi les causes prédisposantes, il faut citer le tempérament nerveux, le sexe féminin (voir le tableau n° 2, — 385 sur 568), l'excès de travail intellectuel ou trop long ou trop intense, la lecture de livres ou d'écritures en caractères trop fins ou insolites, le grec par exemple, le sommeil trop prolongé ou brusquement interrompu, l'hérédité, les températures élevées, l'insolation, l'état électrique de l'air, les vents soufflant en foudre, les chagrins, les pleurs prolongées, la ménopause, les chutes, les brûlures étendues, les contusions, les secousses, l'usage de lunettes mauvaises où d'un numéro différent de celui d'habitude, la nécessité de souffler (ayant de mauvaises dents) dans un instrument à vent, la goutte, les rhumatismes, la suppression d'épistaxis ou du flux hémorrhoïdal, l'état anémique ou de certaines affections du cœur, le refroidissement subit ou prolongé du corps ou des pieds, surtout le travail de la dentition chez les enfants en bas âge.

Beaucoup de ces causes s'ajoutent à l'altération des dents et cachent souvent aux malades, par leur intensité, la cause première principale de leurs douleurs, la souffrance dentaire. 3

Pronossée. — Le pronossée est généralement favorable, cependant il faut le considérer comme incertain et parfois grave dans le cas de migraine interne chronique, ou lors de l'acuité des douleurs, surtout chez les enfants, ou bien lors de la simultanéité des deux sortes de migraine interne ou externe. Il n'est pas rare de voir des personnes, dont le caractère ou l'intelligence, l'aptitude et le goût au travail sont changés depuis l'établissement de ces vives douleurs.

CHAPITRE III.

Traitement.

Traitement. — Il a été conseillé à toutes les époques de l'histoire de la médecine un si grand nombre de moyens plus ou moins heureux pour traiter cette cruelle maladie, que je renonce à les citer, sauf à conserver avec reserve les préparations opiacées, bromurées, salicylées, chloralées, éthérées, belladonées, les sangsues, les embrocations huileuses, la compression, le café, l'eau-de-vie localemen, les pédiluves, le plombage, le chloroforme, les injections sous-cutanées de morphine, les pilules de Moussette, etc., très rarement, l'extraction des dents malades.

Chacun de ces agents thérapeutiques peut rendre des services signalés, calmer, éloigner, prévenir les accès de migraine; mais jamais ou très rarement les guérir, *les empêcher de revenir, la névrotomie auriculo temporale* ou *cautérisation* et *section simultanées de l'hélix* peut seule les guérir et les empêcher de revenir.

Avant de traiter de cette opération, il importe de donner au lecteur des renseignements qui lui permettent d'envisager cette névrotomie sous son véritable jour.

J'expose dans sept tableaux numériques :

1° Le nombre et le sexe de *cinq cent soixante-huit* (568) personnes que j'ai opérées depuis 1851 jusqu'à fin décembre 1886, soit pendant trente-cinq ans ;

2° A l'exemple des médecins passés ou présents, j'ai opéré pendant trente et un an, de 1851 à 1882, deux cents vingt (220) malades des deux sexes sans prendre d'autres renseignements. C'est là ce que *j'appelle l'ancienne série*, mais à partir de fin décembre 1882 jusqu'à fin décembre 1886, j'ai questionné chacune des *trois cents quarante-huit* (348) personnes de cette *série nouvelle* sur l'intensité, l'ancienneté, le siège de leurs douleurs, sur leur âge et leur sexe, sur le début de l'affection, sur le nombre de dents extraites avant l'opération ; sur les dents malades, etc.

J'ai pu alors dresser de nouveaux tableaux ; remarquons cependant que tout en partageant en deux séries les 568 migraineux, je n'ai pu obtenir de renseignements complets dans la *série nouvelle* sur *l'issue de l'opération* que de la part de cent soixante-neuf (169) personnes **et** que 179 autres, quoique invitées, priées, suppliées, ne m'ont rien dit, ni fait savoir par lettres, ni par commissionnaires ou par visite, de sorte que les cent cinquante-six succès (156) et les onze insuccès (11) que je signale dans le tableau n° 3, n'ont été obtenus que sur cent soixante-neuf (169) personnes, ce qui donne presqu'autant de succès que d'opérés ou un insuccès sur quinze résultats très brillants.

Mais il est permis de penser que les 179 personnes

restant après défalcation faite des succès et insuccès du chiffre total (348) auraient aussi fourni des réussites si les renseignements avaient été donnés et que proportionnellement je devrais compter au moins 165 nouveaux succès, ce qui, joint aux 156 déclarés, donneraient 321 succès sur 348 malades, c'est-à-dire 32 sur 34 ou près de 35. Succès considérable.

Ces migraineux ont en outre attendu des époques différentes pour se soumettre à la névrotomie auriculo temporale. J'ai consacré un 5e tableau à relever les dates différentes :

Cent quarante (140) ont attendu depuis huit jours jusqu'à douze mois pour se décider à l'opération ; mais que dire des cent vingt-quatre autres personnes (124) qui ont laissé passer de un à quarante-deux ans (42) pour réclamer le bienfait de la cautérisation de l'hélix, est ce pusillanimité ou courage et patience, ou ignorance et indifférence, ou habitude de souffrir ?

La question des *récidives* est présentée et résolue par le tableau n° 7. On y voit des récidives tardives et d'autres récentes. Ces dernières au nombre de six ont paru de 3 mois 1/2 à 10 ans, mais de quel étonnement n'est-on pas saisi en voyant des récidives au bout de 10, 15, 20 et 25 ans. Ces dernières au nombre de 12 ont été observées depuis dix-huit mois à partir de l'opération jusqu'à 25 ans, de cette même opération je suis personnellement témoin d'aucune récidive au bout de 35 ans.

On ne peut attribuer les récidives à un vice dans l'opération, mais il est à peu près certain que c'est au rétablissement de l'influx nerveux au moyen d'une réunion des deux bouts du ramuscule coupé qu'il faut s'en prendre.

Généralement le bénéfice résultant de la *névrotomie auriculo-temporale* ne se déclare qu'au bout de 15 à 21 jours, c'est-à-dire quand la cicatrisation de la brûlure profonde est opérée, treize personnes se sont déclarées guéries *immédiatement* après l'opération, six autres n'ont obtenu ce résultat que le lendemain et quatre derniers après 2 ou 3 jours.

Cette petite opération a déterminé 14 fois le *saignement* de la brûlure, soit en filet, soit en nappe, pour les Messieurs ou pour les Dames. C'est une contrariété qui peut se présenter 1 fois sur 25; risque très léger. Presque tous les opérés s'imaginent qu'ils saignent et sont fort étonnés après avoir porté un doigt sur la brûlure de le trouver exempt de sang, tant la chose est rare.

Je prouve par le 7ᵉ tableau numérique, où j'inscris comme cause de la migraine l'altération d'un ou plusieurs filets dentaires, que cette circonstance a été signalée cent cinquante et une fois (151) contre l'altération primitive des filets faciaux onze fois (11) et une fois par l'influence de l'estomac

Enfin, pour répondre à certaines préoccupations, j'ai présenté sous le n° 6 un tableau par mois et pendant douze années (12), comprenant quatre cents trente opérés (430); le mois de janvier est celui qui a fourni le plus de personnes (48), ceux d'avril, de juin et de juillet se suivent à courte distance (43, 42); mars est celui qui en a compté le moins (22) c'est-à-dire plus de moitié moins qu'en janvier.

Il résulte encore de ces tableaux ce que nous savons déjà :

1° Que les femmes sont plus souvent atteintes de

migraine que les hommes (385 femmes contre 183 hommes, c'est-à-dire *deux fois plus*);

2° Que je n'ai compris dans mes comptes que les
sujets âgés d'au moins huit ans époque, où la deuxième
dentition commence;

3° Que c'est de 25 à 30 ans que se trouve le plus
grand nombre de migraineux (63); qu'au-dessus et au-
dessous de cet âge il y a eu, à une unité près, le même
nombre de patients de 8 à 25 ans que de 30 à 80 ans,
soit 142, 143;

4° Qu'il y a eu neuf cents trente dents extraites avant
l'opération (930) et sans compter que les douleurs de
l'extraction qui, de l'aveu de tous les opérés, est double
au moins de celles causées par la névrotomie, c'est
une perte regrettable pour le présent et pour l'avenir,
en moyenne (2,67); en comparant les chiffres des
n°s 2 et 4, on voit que les hommes se sont laissé enle-
ver en moyenne 3,1 de dents et les femmes 2,3 seulement.

Nous pouvons maintenant nous occuper de l'opération
que j'ai nommée *névrotomie hélicienne* ou mieux *névrotomie auriculo-temporale* et qui consiste à couper et à
brûler simultanément un ramuscule nerveux provenant du nerf auriculo-temporale, branche du maxillaire
inférieur.

Cette opération est un très vieux procédé chirurgical, dont on trouve, dit-on, les traces anciennes chez
les peuples de l'Orient et qui est adopté depuis longtemps
dans les classes populaires des différentes nations du
globe.

C'est ordinairement sur l'origine de l'hélix, au-dessous
de l'aulhélix que l'on porte son instrument. Dans ce
point, convergent par la *face interne* du pavillon de

l'oreille un rameau du facial, un autre de la seconde paire cervicale du plexus de ce nom et très directement plusieurs ramuscules du trifacial provenant de la branche ascendante du nerf auriculo-temporal.

Mais il est possible et absolument préférable de choisir un autre point sur *la face externe* du pavillon de l'oreille dont le bord est attaqué en plusieurs endroits par des filets du même temporal superficiel. Ainsi on pourrait agir :

1° Dans la scissure qui sépare le tragus de l'hélix, endroit où existe une antériole et un filet nerveux plus prononcés;

2° Sur le tragus où se perdent à la face externe une série linéaire de filets nerveux de même provenance;

3° Dans la conque où involontairement, et par suite de l'indocilité des malades, il m'est arrivé deux ou trois fois de pratiquer mon incision brûlante;

4° Sur la région temporale en avant de l'oreille.

Mais si dans le choix de la scissure, dont il faut toujours se rapprocher, on est bien plus certain de rencontrer un filet nerveux assez prononcé, on devra s'attendre une fois sur 25 $\left(\frac{348}{14}\right)$ (voir le tableau n° 7), de faire couler plus ou moins de sang (en nappe ou en filet), de la plaie, ce qui déplaira autant aux Messieurs qu'aux Dames.

Si la cautérisation du tragus n'avait que le tort de montrer plus tard une cicatrice apparente, on pourrait encore choisir cet endroit, mais le voisinage de l'artère très rapproché de la base du tragus et celui de l'articulation temporo-muxillaire subjacente, devront faire craindre ou une maladresse ou un dérangement causé par un malade effrayé ou indocile; à moins d'être sûr de sa main et de son instrument, il faut éviter le passage dangereux.

Quant à l'un de ces longs filets ascendants de la région temporale, il n'y faudrait penser que dans des cas rares et en s'entourant de précautions.

Ainsi donc je conseille de sectionner et de brûler l'hélix très près de la scissure qui le sépare du tragus.

Cela dit, voyons à quels instruments il faut avoir recours : je me sers depuis plus de 34 ans de deux pièces qui m'ont été données par un ancien dentiste de Rouen du nom de Leclerc-Baroche; j'ai remplacé plusieurs fois le cautère qui s'use assez promptement et j'y ai fait une addition qui en rend l'usage plus prompt et plus facile. (Voir la pl.)

Ils consistent :

1° En une *gaine* ou *conducteur;*

2° En un cautère ou lame de fer taillée en biseau à son extrémité libre et munie d'un manche à l'autre extrémité.

Gaine. — La Gaine est une sorte d'étui applati à double paroi dont l'une est interne et en fer, et l'autre externe et en bois. Sa forme est celle d'un cube alongé et applati, plus étroit à une extrémité qu'à l'autre; sa longueur est de 0ᵐ135, soit treize ceutimètres et demi. Sa plus grande largeur est de deux centimètres et demi (0ᵐ025) et la plus petite de quinze millimètres (0ᵐ015), quant à l'épaisseur elle n'est pas la même partout; elle donne au compas, à sa grosse extrémité, quinze millimètres (0ᵐ015) et seulement six millimètres (0ᵐ006) à sa petite qui est amincie, échancrée demi-circulairement et qui cependant laisse aisément passer le bout

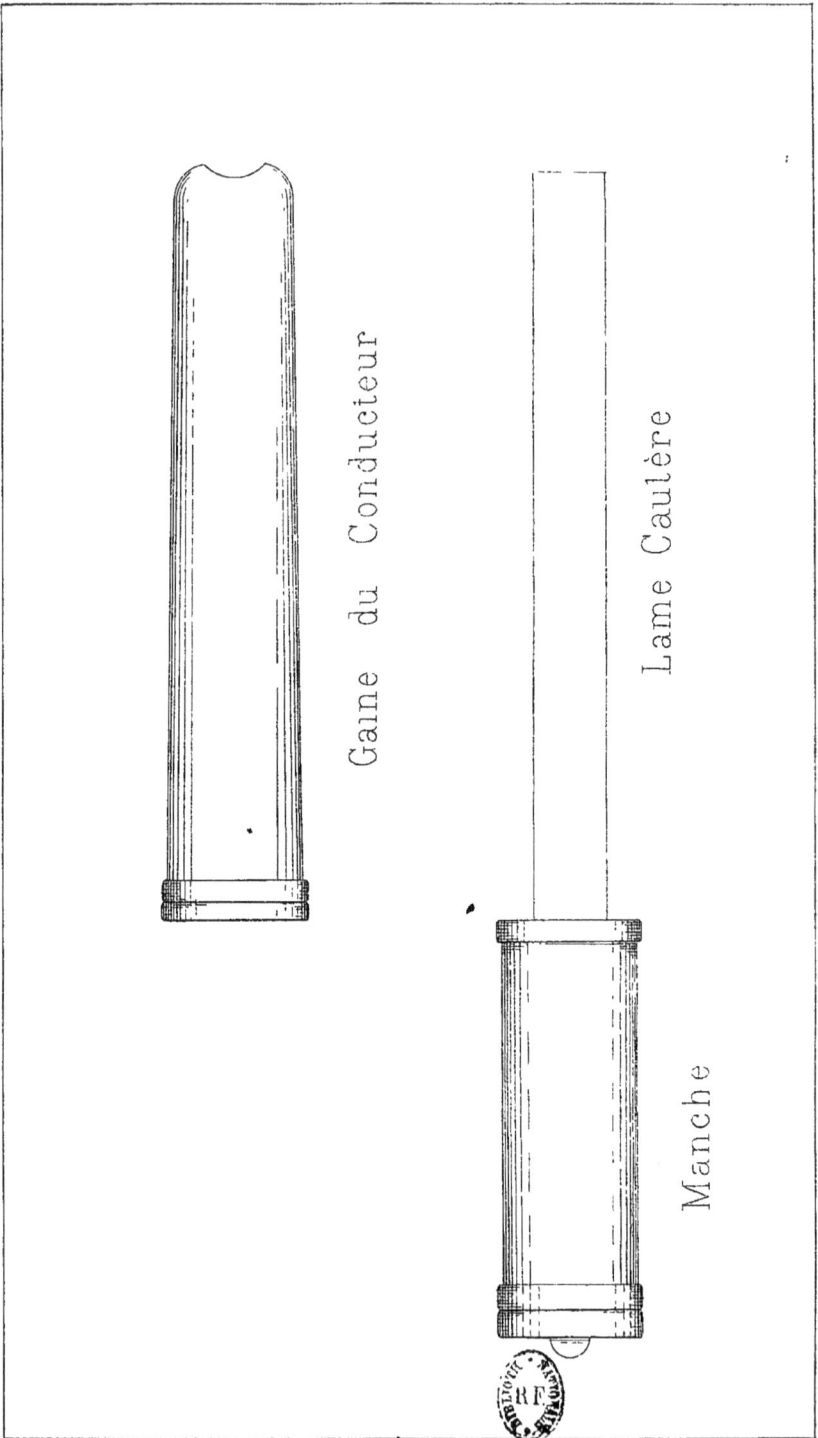

Gaine du Conducteur

Lame Cautère

Manche

NÉVROTOME AURICULO-TEMPORAL

de la *lame cautère,* laquelle n'a que quatre millimètres d'épaisseur.

On remarquera que chacune des extrémités de la gaine porte, comme protection contre la chaleur du cautère, une petite plaque en fer trouée ; celle du côté du manche est plane ; celle de l'extrémité libre est applatie en forme de dé à coudre, avec une échancrure en demi-cercle à son bout mince, échancrure qui a douze millimètres (0^m012) de diamètre.Cette disposition permet d'embrasser l'hélix complètement.

Le cautère est une simple lame en fer, droite, analogue au *tourne-vis des menuisiers,* comme lui, sa lame a une extrémité libre amincie de 3 à 4 millimètres en forme de biseau court, et une extrémité dite *soie* arrondie et taraudée dans l'étendue de cinq à six centimètres (0,05 à 0,06) qui reste cachée dans le manche. Ce dernier à la forme d'un cube, un peu allongé, portant six centimètres (0,06) de long, deux (0,02) de large et autant de hauteur.

J'ai fait adapter et encastrer au bout libre de ce manche, une vis dont les pas correspondent à ceux de la soie taraudée, afin que, suivant les mouvements imprimés à cette vis, on puisse, lorsque le cautère est placé dans la gaine, en faire saillir ou rentrer le bout libre qu'on aperçoit à l'échancrure en demi-cercle du bout de la gaine.

La longueur totale du cautère est de vingt centimètres (0,20) dont cinquante-cinq millimètres (0,055) pour la soie et quinze centimètres (0,15) pour la lame. Celle-ci est large partout de un centimètre (0,01) et épaisse partout de quatre millimètres (0,004), son bout libre est carré et porte encore un centimètre de large.

Préparation à l'opération :

1° Faire exécuter à la lame cautère une saillie d'un centimètre environ au delà de l'échancrure du bout mince de la gaine. Cette saillie sera déterminée par le volume de l'hélix ; un hélix trop mince réclame une saillie plus grande, afin de pouvoir atteindre le ramuscule nerveux ; un hélix plus gros nécessitera la même saillie parce que la graisse qui entoure le filet nerveux empêcherait d'atteindre ce dernier ;

2° La seconde mesure de précaution consiste dans la recherche du volume du *pédicule* qui attache le pavillon au côté de la tête. Il résulte en effet de ces deux constatations un enseignement pour le chirurgien sur le dégré de force à employer lors du *coup sec* dont je parlerai plus bas ;

3° La troisième mesure de précaution est l'apport d'un petit fourneau garni de charbon de bois mince, incandescent, destiné à chauffer *à blanc* l'extrémité libre de la lame cautère dont le manche, trop lourd, se trouve supporté par une saillie de dix centimètres en forme de demi gouttière adaptée à ce fourneau ;

4° Le malade doit être placé assis ou *debout*, le dos tourné du côté du foyer, afin de lui en cacher la vue. Sa tête sera appuyée, s'il est debout, contre la muraille et, s'il est assis, ce qui est préférable et le plus fréquent, contre la poitrine d'un aide ou serviteur. Il importe que la tête présente le côté à opérer de manière qu'elle soit presque parallèle à l'horizon. Le patient devra entourer de ses deux bras la taille du serviteur, afin de l'empêcher d'apporter ses doigts sur le lieu de l'opération, ce qui la ferait manquer et occasionnerait des brûlures à l'opérateur et à l'opéré.

1ᵉʳ temps. — Ce fer étant *rouge-blanc*, on place le bout mince de la gaine à cheval sur l'hélix et *perpendiculairement* à la surface que présente le profil du malade. On abandonne un instant cette gaine à l'aide qui doit la maintenir en position.

Alors le chirurgien se baisse pour saisir à pleine main le manche du cautère, il en *introduit* avec *précaution* la lame dans la gorge de la gaine. Quand il lui en a fait parvenir quatre ou cinq centimètres, il cesse de tenir le manche dans le fond de sa main et le reprend sans désemparer avec les trois premiers doigts; parvenu à une distance de trois ou quatre centimètres de l'oreille il donne un *coup sec* pour atteindre et diviser l'hélix, son cartilage compris. Ce *coup sec* est le résultat de *l'habitude* et de *l'appréciation* que l'on a préalablement faite comme je l'ai dit précédemment de la résistance et de la profondeur qu'il faudra atteindre et surmonter. Mais on peut frapper assez fort sans craindre. J'ai plusieurs fois atteint le périoste du temporal sans qu'il soit survenu aucun accident; mais un pareil effort est rarement utile, car on sent parfois le craquement dû à la section du cartilage avant d'aller plus loin, et cela suffit.

2ᵉ temps. — Sur le point de terminer l'opération, il convient de laisser pendant une ou deux secondes au plus, je dis bien *une ou deux secondes*, le cautère en position dans la tranchée qu'il vient de faire, afin de brûler le plus possible les deux bouts du ramuscule nerveux divisé. Ceci constitue le second temps de l'opérateur, plus douloureux que le 1ᵉʳ. Aussi, tous les malades se soustraient promptement avant la fin de cette double seconde.

On retire ensemble la gaine et le cautère du lieu de l'opération laquelle n'a pas duré plus de trois ou quatre

secondes et que tous les malades déclarent être moitié
moins douloureuse que l'extraction de la dent par la
clef de Gavengeot.

Quelques instants après avoir terminé cette névrotomie, il faut procéder de la même manière sur l'autre
oreille, presque toujours les malades disent que cette
seconde opération leur a paru plus douloureuse que
l'autre.

La petite plaie de un centimètre (0,01) de long que
l'on vient de faire est parfois béante par la rétraction de
ses lèvres, et d'autre fois fermée par leur rapproche-
ment, elle est fréquemment noircie par la poussière
oxydulée du cautère, sa profondeur se voit bien en
écartant les bords opposés du haut du pavillon, elle
doit comprendre toute l'épaisseur de l'hélix afin d'être
sûr d'avoir divisé le ramuscule nerveux de l'auriculo-
temporal ; très souvent elle laisse apercevoir la tranche
du cartilage qui le compose ; quatorze fois sur 348 elle
a donné un peu de sang, soit en nappe, soit en filet :
c'est une fois sur 24.

Deux ou trois semaines sont généralement néces-
saires pour la cicatrisation de cette petite brûlure, elle
s'accompagne assez fréquemment de souffrances qui
font oublier les douleurs nerveuses des dents ou de la
face. Vers le 4e jour l'hélix gonfle et devient un peu
rouge, ferme, puis il donne lieu à un suintement
séreux, ou séro-purulent qui se concrète en croûtes
brunâtres, molles, assez grosses, lesquelles se logent sous
l'aulhélix. La cautérisation a cet avantage de retarder
le moment de la cicatrisation et de la réunion des deux
bouts du nerf coupé. Je regarde ce résultat comme très
important et je désapprouve la simple ponction de
l'hélix par un instrument aigu.

Cette période de cicatrisation est contrariée, retardée ou quasi empêchée :

1° Par des attouchements prématurés;

2° Par le décubitus latéral dans le lit sans avoir protégé l'oreille au moyen d'un bord épais attaché au bonnet;

3° Par le refroidissement de la tête ou des pieds ayant chaud, comme il arrive en ayant les pieds et les chaussures mouillés accidentellement;

4° Par une coupe de cheveux trop hâtive;

5° Par des flueurs blanches, etc.

Il faut ordinairement enduire d'une demi goutte d'huile d'olive l'hélix enflammé et au bout de quelques jours recouvrir à la pommade rosat ou au liniment calcaire du codex, ou mieux encore au cérat à la rose. On lotionnera avec de l'eau blanche (acétate de plomb) tiède, et une petite éponge fine.

Ce n'est que lorsque la cicatrice est achevée que l'opération produit tout son effet, encore bien que quelquefois d'arrières petites douleurs viennent témoigner de la sensibilité du nerf anciennement pris.

Voici la marche que suit la nature après la névrotomie auriculo-temporale :

1° Un nombre assez limité (13) a déclaré que la douleur était *entièrement* détruite au moment de l'opération, je dirai même qu'une dame anglaise s'était ainsi prononcée avant que j'aie enlevé mes instruments;

2° Six autres n'ont été débarrassés de leur douleur que le lendemain ou le jour même de l'opération;

3° Quatre autres n'ont recouvré leur tranquilité qu'au bout de deux ou trois jours;

4° Généralement la guérison s'opère graduellement

et non tout à coup, permettant dans la 1ᵉ huitaine le
retour de quelques gros accès; dans la 2ᵉ huitaine la
douleur se sent à peine. Il est rare quelles ne soient
pas éteintes au bout de trois semaines, époque aussi
de l'achèvement de la cautérisation. Les traces de cette
petite plaie guérie sont tantôt imperceptibles, tantôt
linéaires ou noduleuses, blanches ou rosées, couleur de
l'auricule, rarement visibles au bout de quelques mois.

On doit soigner les petites brûlures qui tourmentent
certains malades bien plus que ne le faisaient les douleurs de la migraine. Une demoiselle m'écrivait sous
l'influence de cette lésion chirurgicale, qu'elle avait
regret de s'être laissé faire la névrotomie auriculo-
temporale, mais dans une seconde lettre écrite treize
jours après, elle manifestait son bien-être dû à l'opération et n'avait plus de regrets.

Il faut prendre garde que l'inflammation de l'hélix ne
se propage au conduit auditif; des cataplasmes émol-
lients sont alors indispensables.

N'opérez pas les personnes qui ont des dents
déchaussées, très ébranlées, lesquelles ne tiennent plus
que par l'extrémité de lenr racine, ni celles dont les
gencives sont malades depuis longtemps; mais les
sujets qui conservent de longues douleurs après l'extraction des dents, ou celles qui après avoir subi une
première névrotomie méthodique ont revu à quelques
mois de distance leurs anciennes souffrances, vous
devez les réopérer si elles y consentent.

On vient quelquefois réclamer l'opération pendant
une fluxion génale, ou gengivo-génale, refusez votre
concours, les phénomènes inflammatoires ne sont pas
en général justiciables de la section d'un nerf quelconque
du trijumeau.

Attendez-vous à l'objection suivante : les deux bouts du nerf coupé parviendront un jour à se réunir, alors reparaîtront les anciennes douleurs donc . . . ., mais cela n'est pas certain, ni constant ni infaillible, il est des cas où cela n'a jamais lieu, je suis personnellement exempt de récidive, quoique 35 ans se soient écoulés depuis le jour où je me suis soumis à l'opération. Je n'ai relevé dans le 7ᵉ tableau que dix-huit récidives dont six au bout de trois à six mois et douze au bout de un an et demi à vingt-cinq ans. Mais en supposant, ce qui est très admissible, qu'on voie revenir ces vilaines et terribles douleurs, il reste toujours les deux oreilles pour les soumettre au chirurgien au lieu d'attendre des 30 ou 40 années, en faisant un usage infructueux de tous les remèdes internes ou externes connus.

Parmi les causes qui rendent l'opération infructueuse, il faut admettre l'absence du ramuscule nerveux à l'endroit choisi pour la névrotomie. Ne sait-on pas qu'il y a de fréquentes variations dans la distribution et même dans l'existence des filets artériels ou nerveux.

CHAPITRE IV.

Théorie scientifique du traitement de la guérison de la migraine par la névrotomie auriculo-temporale.

Si je me bornais à compter le nombre de personnes traitées par cette opération, et celui des personnes guéries, je n'aurais fait que recommander un moyen dont la valeur m'est bien démontrée, mais je ne porterais pas la lumière dans les esprits. Ce qui a nui à l'adoption

de cette opération, de la part des médecins, c'est son
étrangeté et l'obscurité dont sa manière d'agir étai
enveloppée.

A force de réfléchir sur les conditions anatomiques et
physiologiques de la migraine et de son traitement, je
suis arrivé à donner une explication plus positive, plus
certaine de sa manière d'être, que bien d'autres solu-
tions acceptées en médecine ne peuvent le prétendre,
Le traitement qui en découle naturellement établit
aussi sa supériorité, j'allais dire son infaillibilite.

Commençons par rappeler certains principes de physiologie :

1° L'excitation d'un nerf sensitif quelconque peut
ébranler toute la colonne grise de la moelle et agir sur
les centres les plus divers (Béclard, *Traité élémentaire
de physiologie*, t. 2, p. 549);

2° La moelle agit comme un centre indépendant de
l'innervation (p. 422);

3° Elle peut produire des mouvements reflexes (Cruveilhier, *Anatomie*, p. 382);

4° L'action reflexe a son siège dans l'axe cérébro-
spinal, et plus exactement dans la substance grise de la
moelle (Béclard, p. 20, 21);

5° Le bulbe (moelle allongée et protubérance) n'est
pas seulement un conducteur nerveux interposé entre
la moelle et l'encéphaie, il est aussi un foyer d'innervation, une sorte de point central à noyaux gris multi-
ples, où viennent s'harmoniser divers actes fonctionnels
auxquelles président les nerfs nombreux émanés de ce
bulbe (Béclard, p. 550);

6° Anatomiquement le bulbe et la protubérance ne
présentent pas de limites précises; au point de vue

physiologique on peut dire également que les deux centres sont des fonctions très connexes;

7° Le bulbe est un centre d'innervation d'autant plus important qu'il tient les phénomènes de la respiration sous sa dépendance (p. 549);

8° La transmission des impressions sensitives se fait dans le bulbe comme dans la moelle par la voie de la substance grise (p. 554);

9° La protubérance jouit comme le bulbe rachidien et comme la moelle, du pouvoir reflexe, ou excito-moteur, c'est-à-dire qu'elle peut réagir à la suite d'impressions non perçues et provoquer le mouvement;

10° La moelle allongée (bulbe et protubérance) peut être considérée comme un centre d'impression d'émo tions reflexes, c'est-à-dire comme le centre d'un certain ordre de phénomènes sensitivo-moteurs *inconscients*, par opposition aux phénomènes *psychomoteurs* qui procèdent des parties supérieures du système encé-phalique.

Cela dit, voyons ce qui se passe lors de la névro-tomie auriculo-temporale du trijumeau :

Aussitôt le filet nerveux de ce nom coupé et brûlé par l'opération, la douleur inévitable qui en résulte est transmise immédiatement suivant sa conduction natu-relle, à l'origine du tronc nerveux dont il fait partie, c'est-à-dire au milieu des noyaux ou cellules nerveuses et à l'axe gris de la moelle; quoique ébranlé dans toute son étendue cet axe apprécie s'il faut invoquer le concours du cerveau ou agir directement, car nous savons qu'il peut agir indépendamment de cet organe probablement que ce concours n'est réclamé que si le trouble occasionné par l'opération est considérable, ce

4

qui n'est certainement pas le cas ici; le plus souvent l'action isolée et inconsciente de l'axe gris de la moelle suffit pour organiser le système de défense utile.

Mais de quelle manière le rétablissement du calme dans les expansions périphériques du trijumeau, se fait-il? Nous voyons bien le chemin que suit l'innervation, mais personne ne sait aujourd'hui à quel procédé elle a recours pour guérir, est-ce par une modification de la circulation sanguine, ou de la chaleur, ou de l'électricité propres aux nerfs? Toutes choses inconnues et qui se rattachent à la connaissance des lois encore recherchées de l'innervation.

Terminons en constatant que la névrotomie auriculo-temporale du trijumeau guérit 156 fois sur 169 personnes, soit un peu plus de 15 contre un peu moins de 17 (voir le tableau n° 3).

CHAPITRE V.

De la névralgie sciatique.

Je dois encore appeler l'attention du lecteur sur l'ébranlement de l'axe gris de la moelle, comme cause de la guérison non seulement de la migraine, mais encore de la sciatique (névralgie du nerf sciatique, grand fémoro-poplité de *Chaussier*). En effet, à la suite d'une opération entièrement semblable à celle décrite ci-dessus, il a été constaté par un certain nombre de médecins recommandables et en position pour bien voir, que la guérison de cette névralgie a été obtenue primitivement ou secondairement.

Interrogeons ces médecins? nous écoutons en premier lieu le Dr Luciana de Bastia adressant au journal des connaissances médico-chirurgicales auquel l'emprunte le *Journal de médecine et de chirurgie pratique* une notice très intéressante sur la pratique des maréchaux-ferrants de son pays, contre la sciatique, sur les résultats heureux dont il a été témoin sur l'historique de cette opération, t. 21, p. 290, art. 4,052;

2° Le célèbre Malgaigne, professeur à la Faculté ¦de médecine de Paris veut essayer le moyen et réussit 8 fois sur 24, il débarrasse en même temps un de ces malades d'une surdité très gênante, t. 21, p. 337, art. 4,072;

3°, 4° M. Calvy, médecin en chef des hospices civils de Toulon; M. le Dʳ Blacquières de Chelles, citent chacun un cas de guérison par ce procédé (t. 21, p. 443, art. 424);

5° Jobert de Lamballe opère dans le service de M. Vigla, à l'Hotel-Dieu de Paris, et dans son propre service plusieurs malades auxquels il rend la santé;

6° Un général a fait observer à M. Vigla que les vétérinaires n'emploient pas d'autres méthodes pour guérir le tic douloureux de la jambe chez les chevaux;

7° M. le Dʳ Davern, de Saint-Aignan (Loir-et-Cher), cite un cas de sciatique chez un homme de 47 ans, dont les douleurs augmentèrent pendant deux jours après l'opération, mais qui disparurent le 7° (t. 22, p. 99, art. 426);

La cautérisation avait été faite avec un petit instrument, cautère actuel, conique qui lui servait à cautériser les dents; le genre d'instrument est encore usité à Paris par certaines femmes et abandonné avec raison par les dentistes de Rouen. C'est un hasard qu'on puisse rencontrer le filet auriculo-temporal;

8° M. Buys, médecin belge, nous déclare que la

cautérisation de l'hélix est d'un usage traditionnel dans les campagnes flamandes ; étant allé cautériser un bourgmestre de ses environs, la femme de ce patient lui dit qu'elle employait ce moyen depuis 20 ans sur les gens de sa maison dans les odontalgies et les névralgies facriales, elle lui montra un petit instrument qu'elle avait fait confectionner à cet effet et qui était composé d'une canule métallique servant de conducteur et d'un mandrin de fer destiné à cautériser, elle tenait ce secret du maréchal-ferrant du village qui lui-même en avait hérité de ses ancêtres.

M. Buys rapporte que « trois essais ont été faits à l'hôpital militaire, dans ces trois cas, dit-il, nous avons obtenu une guérison si rapide, que nous en étions aussi étonné que le patient.

« Un autre malade (Martin) atteint d'une sciatique qui revenait par accès intenses depuis deux ans et pour laquelle il avait été traité inutilement dans plusieurs hôpitaux fut aussi cautérisé. Après l'opération faite, la douleur diminua subitement beaucoup et disparut dans la journée, à tel point que le lendemain il aidait l'infirmier à cirer la salle sans éprouver la moindre gêne.

« M. Buys dit qu'il a obtenu plusieurs résultats semblables dans sa pratique. »

Je considère toutes ces observations comme concluantes, je les adopte et les fais miennes.

Ma proposition pour pratiquer cette opération a été refusée par deux malades, un 3e l'a accepté, mais c'était un fort mauvais sujet d'expérience.

Il s'agissait d'un vieillard de 68 ans, petit, amaigri, casseur de pierres de son état, pauvre, sale, misérable, habitant un rez de chaussée et couchant sur un mauvais grabat où des guenilles servaient de couvertures, la peau de l'hélix était comme détachée, *frippée-grisâtre*. Pendant deux mois le malade a été très soulagé, a pu marcher sans douleurs et reprendre ses occupations, mais les souffrances sont revenues sous l'influence du travail, du froid, de l'humidité (mars, 1886), j'ai aussi perdu mon temps et mes espérances.

Quoi qu'il en soit, je considère la *névrotomie ignée auriculo-temporale* comme un moyen d'agir sur l'axe gris de la moelle, soit à sa partie supérieure, soit à son extrémité inférieure, les succès obtenus dans deux maladies si distantes, la migraine et la sciatique le constatent, en se contrôlant mutuellement.

CHAPITRE VI.

Conclusion.

Je crois avoir démontré les propositions suivantes :

1° La migraine est une névralgie du nerf trijumeau;

2° Ce sont les extrémités périphériques de ce nerf qui sont les sièges de ces douleurs;

3° L'anatomie signale les divers points où existent les filets nerveux qui sont atteints;

4° Les nerfs émanés du trijumeau et qui se distribuent à la double ménynge crânienne (dure-mère et arachnoïde) ont été oubliés par les pathoolgistes modernes et méconnus, mais soupçonnés par les anciens;

5° Leur affection constitue la *migraine interne*, les autres extérieurs, superficiels, distribués au visage et terminés soit à la peau, soit aux mnqueuses de la face, à quelques muscles, à plusieurs os, à des follicules muqueux donnent la *migraine externe* qui est bien et depuis longtemps connue;

6° Elles peuvent exister simultanément ou séparément;

7° Les dents sont généralement le point de départ de ces affections;

8° L'estomac, l'utérus et d'autres viscères peuvent aussi déterminer la migraine mais *plus rarement;*

9° Les médicaments internes ou externes conseillés depuis des siècles et aussi dans ces derniers temps, ne peuvent qu'accidentellement soulager, éloigner les douleurs;

10° La névrotomie auriculo-temporale guérit seule après quelques minutes ou après deux ou trois semaines;

11° Il existe dans la science des données anatomiques et physiologiques qui expliquent ce résultat;

12° C'est l'ébranlement imprimé à l'axe gris de la moelle qui en est la cause ;

13° La névralgie dite sciatique ayant son siège dans le nerf fémoro poplité et ses ramifications, guérit par le même moyen et en vertu des mêmes lois physiologiques.

Il résulte de ces considérations et du texte où je les ai développées :

1° Qu'on doit accepter la névrotomie ignée auriculo-temporale comme une opération orthodoxe, méthodique dans les cas de migraine et de sciatique;

2° Que la médecine et la chirurgie doivent reprendre comme leur bien, cette opération qui était délaissée et presque conspuée, en raison du défaut d'explication sur sa manière d'agir.

Si j'ai réussi à convaincre ou seulement à étonner

mes lecteurs médecins, je serai suffisamment récompensé de mes efforts ; car chacun d'eux, voudra je l'espère, s'assurer par lui-même de la valeur de ce travail et rendre à de nombreux malades, dignes très souvent de pitié, le calme présent et la sécurité pour l'avenir.

Rouen, 8 mai 1887.

P. GROUT.

ANCIENNE SÉRIE.

Tableau du nombre d'opérations pratiquées sur l'hélix de 1851 à novembre 1882, soit exactement pendant 29 ans, SANS AUTRES RENSEIGNEMENTS.

	ANNÉES	SEXES		TOTAL de 1851 à 1882
		M.	F.	
	1851	0	1	1
	1852	2	2	4
	1853	3	1	4
Lacune	1854	0	3	3
5	1858	1	1	2
	1859	2	3	5
	1860	1	1	2
	1861	3	4	7
	1862	1	1	2
10	1863	0	5	5
	1864	1	5	6
	1865	1	2	3
	1866	2	3	5
	1867	1	3	4
15	1868	2	5	7
	1869	5	8	13
	1870	2	3	5
	1871	5	8	13
	1872	2	13	15
20	1873	4	9	13
	1874	1	5	6
	1875	3	5	8
	1876	4	3	7
	1877	1	11	12
25	1878	2	5	7
	1879	1	1	2
	1880	1	19	20
	1881	4	9	13
29	1882	8	18	26
		63 +	157 =	220

Nouvelle série de janvier 1883 à fin décembre 1886 (4 années) : Opérations de névrotomie auriculo-temporale suivies des opérations de l'ancienne série, formant un total de 568 opérés :

AGES	SEXES			
	M.	F.	Totaux	
De 8 à 10 ans.	2	2	4	
De 10 à 15 —	7	3	10	
De 15 à 18 —	12	16	28	
De 18 à 20 —	10	23	33	
De 20 à 22 —	5	25	30	
De 22 à 25 —	10	27	37	142
De 25 à 30 —	22	41	63	63
De 30 à 35 —	14	24	38	
De 35 à 40 —	9	21	30	
De 40 à 45 —	7	13	20	
De 45 à 50 —	8	5	13	
De 50 à 55 —	3	10	13	
De 55 à 60 —	4	6	10	
De 60 à 70 —	3	4	7	
De 70 à 80 —	2	2	4	
Ages inconnus, oubliés	2	6	8	143
	120	228	348	348
Ancienne série, tabl. nº 1	63	157	220	
	183	385	568	
	M.	F.	Total.	

Succès et insuccès consécutifs à la névrotomie auriculo-temporale dans les cas de migraine dentaire sur **348** personnes de la nouvelle série, du 1ᵉʳ janvier **1883** au **31** décembre **1886** (**4** années), selon les âges et les sexes.

AGES	SUCCÈS				INSUCCÈS		
	M.	F.	TOTAL		M.	F.	Tota
De 8 à 10 ans	2	2	4		»	»	»
De 10 à 15 —	3	2	5		»	»	»
De 15 à 18 —	10	9	19		»	»	»
De 18 à 20 —	3	11	14		1	»	1
De 20 à 22 —	3	9	12		»	»	»
De 22 à 25 —	4	13	17		1	1	2
De 25 à 30 —	8	17	25		1	1	2
De 30 à 35 —	7	14	21		»	»	»
De 35 à 40 —	1	6	7		0	1	1
De 40 à 45 —	1	6	7		0	1	1
De 45 à 50 —	5	8	13		»	»	»
De 50 à 55 —	2	4	6		0	1	1
De 55 à 60 —	2	1	3		»	»	»
De 60 à 70 —	1	1	2		1	1	2
De 70 à 80 —	1	0	1		»	1	1
	53	103	156		4	7	11

Sur 348 personnes, 179 n'ont pas donné de nouvelles de l'opération. Ces 179 personnes habitent : 111, à Rouen ; 68, dans le département, Paris, Caen, etc. 179

Nombre des dents extraites avant la névroto-mie auriculo - temporale par âges et par sexes. — Nouvelle série de janvier 1883 à décembre 1886.

AGES.	PERSONNES.	M.	F.	TOTAL.
De 8 à 10 ans	4	4	0	4
10 à 15 — . . .	10	15	1	16
15 à 18 — . . .	28	42	34	76
18 à 20 — .	33	35	64	99
20 à 22 —	30	16	21	37
22 à 25 — . . .	37	17	39	56
25 à 30 — . . .	63	35	66	101
30 à 35 — . . .	38	54	92	146
35 à 40 — . . .	30	32	73	105
40 à 45 — . . .	20	40	66	106
45 à 50 — . .	13	17	23	40
50 à 55 — . . .	13	38	27	65
55 à 60 — . . .	10	32	10	42
60 à 70 — . . .	7	24	1]	35
70 à 80 — . . .	4	2	0	2
âges inconnus, oubliés .	8			
	348	403	527	930

Total : neuf cent trente dents extraites avant l'opé-ration sur 348 personnes.

Ancienneté des douleurs avant l'opération

JOURS	M.	F.	TOTAL
8	1	1	2
10	1	1	2
15	3	2	5
21	1	0	1
	6	4	10

MOIS	M.	F.	TOTAL
1	4	17	21
2	2	19	21
3	4	11	15
4	3	5	8
5	3	3	6
6	3	9	12
7	3	3	6
8	3	5	8
9	2	1	3
10	4	12	16
11	1	1	2
12	3	9	12
	35	95	130

ANNÉES	M.	F.	TOTAL
1	3	2	5
2	3	5	8
3	6	6	12
4	1	5	6
5	0	1	1
6	2	1	3
7	0	0	0
8	3	7	10
9	0	2	2
10	3	1	4
11	1	0	1
12	0	2	2
13	3	2	5
14	0	1	1
15	0	2	2
16	2	5	7
À reporter	27	42	69

ANNÉES	M.	F.	TOTAL
Report . . .	27	42	69
17	0	1	1
18	0	1	1
19	1	0	1
20	3	7	10
21	0	2	2
22	3	1	4
23	1	0	1
24	0	2	2
25	3	2	5
26	0	1	1
27	0	2	2
30	2	5	7
33	0	1	1
35	1	0	1
37	1	3	4
38	1	0	1
39	0	1	1
40	1	1	2
41	0	1	1
42	0	1	1
	44	74	118
Indéterminés. . .	1	5	6
	45	79	124
Jours et mois. . .	42	98	140
	87	177	264

NOMBRE DES OPÉRATIONS FAITES PAR MOIS ET PAR SAISONS PENDANT ONZE ANS

	1876		1877		1878		1879		1880		1881		1882		1883		1884		1885		1886		TOTAUX		Total définitif entier
	M	F	M	F	M	F	M	F	M	F	M	F	M	F	M	F	M	F	M	F	M	F	M	F	
Janvier.....	0	0	1	1	0	0	0	0	0	1	0	0	0	2	2	10	2	7	4	9	4	5	13	35	48
Février.....	0	4	0	2	0	0	0	0	0	3	0	0	0	2	1	2	3	3	4	5	1	6	9	27	36
Mars......	0	1	0	0	0	1	0	0	0	0	0	0	0	1	1	6	1	2	5	2	4	0	11	11	22
Avril......	1	1	0	0	1	1	0	0	1	0	0	0	0	1	2	9	4	8	2	4	4	4	15	28	43
Mai.......	1	2	0	4	0	2	0	0	1	2	0	0	1	3	0	8	0	2	2	5	1	3	8	29	37
Juin......	1	0	0	1	0	0	0	0	0	2	0	0	0	3	3	9	3	0	2	8	5	2	13	28	41
Juillet....	0	0	0	1	0	0	0	0	0	1	0	1	0	1	2	5	0	8	3	2	5	5	10	33	43
Août.....	0	0	0	1	0	0	1	0	0	1	2	1	1	0	0	4	0	2	0	7	5	2	9	18	27
Septembre.	0	0	0	1	0	0	0	0	0	1	0	0	0	1	2	5	2	4	2	9	3	5	8	19	27
Octobre...	0	1	0	2	0	0	1	0	2	2	0	2	0	2	4	3	2	3	6	2	5	4	9	26	35
Novembre..	0	0	0	0	0	0	0	0	0	1	0	1	0	3	1	3	1	7	3	2	5	3	13	19	32
Décembre..	0	0	0	0	0	0	0	0	0	4	0	1	0	3	2	5	2	2	3	5	4	4	15	24	39
Hiver			1	1			1	1	1	19	1	1	9	21	20	71	30	48	29	64	42	32	134	297	430
	4	6	1	11	2	5					4	9													
	10		12		7		2		20		13		30		91		78		93		74		430		430

Hiver, 106. — Printemps, 121. — Été, 97. — Automne, 106 = 430.

RÉCIDIVES au bout de	SOULAGEMENT APRÈS L'OPÉRATION			SAIGNEMENT DE LA PETITE BRULURE SUR 348 PORTIONS D'HEURE OU 1 A 2 JOURS.	
ANNÉES	IMMÉDIAT	DIFFÉRÉ		EN FILET	EN NAPPE
		d'un jour	de 2 à 3 j.	9	5 dont 1
25 ans 2	13	6	4		pendant 2 jours
20 — 2					
15 — 2					
14 — 1		TOTAL : 23.		TOTAL : 14.	
12 — 0					

RÉCIDIVES au bout de	Débuts de la migraine par :			
	FILET DENTAIRE	FILETS FACIAUX	PAR L'ESTOMAC	PAR L'UTÉRUS LEUCORRHÉE, etc
8 — 1				
2 — 3				
1 1/2 1 12				
MOIS.				
10 1				
8 1	151	11	1	2
5 1				
3 1	151	11	1	2
3 1/2 2 6				
18 18				

TABLE DES MATIÈRES

—

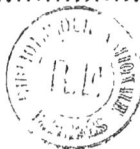

Imprimerie Léon Deshays, rue des Carmes, 58.

BRANCHE OPHTHALMIQUE DE WILLIS

Part du ganglion de Gasser, parcourt les deux-tiers antérieurs du sinus caverneux et se divise en trois rameaux :

N° 1

1° LE LACRYMAL, LE PLUS PETIT DES TROIS, se divise :

1° *Interne ou lacrymo-palpébral* ;
  1° Supérieurs ou *temporaux ascendants*, vont à la peau de la tempe ;
  2° Inférieurs ou *palpébraux*, peau de la paupière supérieure, bord inférieur, cartilage tarse.

2° *Externe ou temporo-malaire.*
  Bord externe de la glande lacrymale, traverse l'os malaire, et se distribue à la joue, s'anastomose avec le malaire du maxillaire supérieur.

2° NERF FRONTAL.

1° *Frontal externe ou sous-orbitaire* ;
  1° Filets ascendants ou frontaux { 1° externes entre le muscle et le périoste.
  { 2° internes entre le muscle et l'os.
  2° Filets descendants ou palpébraux très nombreux, vont à la paupière supérieure.

2° *Frontal interne.*
  1° Filets ascendants ou frontaux, vont à la peau du front ;
  2° Filets descendants ou palpébraux, vont à la peau et à la muqueuse de la paupière supérieure, au nez, etc.

3° LE NASAL INTERMÉDIAIRE AUX DEUX PRÉCÉDENTS.

Racine longue sensitive du ganglion ophthalmique et quelques nerfs ciliaires, et des nerfs musculaires qui se perdent dans les muscle de l'œil.

1° *Nasal externe* ;
  Branche supérieure va à la paupière supérieure et au front.
  Branche inférieure va à la caroncule, au sac lacrymal, à la peau de la base du nez.

2° *Nasal interne ou ethmoïdal.*
  1° Rameau interne ou nerf antérieur de la cloison ;
  2° Rameau externe ou nerf de la paroi externe des fosses nasales, donne plusieurs rameaux, plusieurs filets aux cornets.

  Se divise en
    1° *Un postérieur ou muqueux* va à la paroi externe et *(ut supres)* aux cornets, méats ;
    2° *Antérieur ou cutané,* dit *naso-lobaire,* derrière l'os nasal peau de l'aile du nez et lobule.
    3° *Filets musquéiens* sur l'os ethmoïdal.

GANGLION OPHTHALMIQUE, présente 4 angles peut-être considéré comme appartenant au nerf nasal.

2 Antérieurs : *Nerfs ciliaires courts ou vrais.*
  1° *Groupe inférieur,* s'anastomosent avec ciliaires longs de l'ophthalmique, sclérotique choroïde jusque dans le muscle ciliaire ;
  2° *Groupe supérieur.*
    1° *Supérieur* reçoit le rameau long et grêle du rameau nasal de l'ophthalmique, c'est sa racine sensitive.
    2° *Inférieur* reçoit le rameau gros et court du moteur oculaire commun, c'est la racine motrice.

2 Postérieurs.

N° 6° *La branche ophthalmique du trijumeau*

Filets antérieurs.
  1° Reçoit deux filets du grand *sympathique* dans le sinus caverneux, à savoir :
    1° *L'ethmoïdal* en donne deux qui vont dans la dure-mère (double méninge crânienne).

Filets moyens, artère manque.
  2° Du Ganglion de Gasser accompagnent l'artère méiayngée moyenne, en donne deux qui se distribuent à la double méninge crânienne ; en tout dix à douze filets.

Filets postérieurs.
  3° Du voisinage du ganglion de Gasser.

Viennent de l'ophthalmique de Willis avant son entrée dans l'orbite, vont surtout à la tente du cervelet.

BRANCHE MAXILLAIRE SUPÉRIEURE

Branche moyenne du trijumeau, sort du crâne par le trou grand-rond, se place dans la fosse sphéno-maxillaire et ensuite dans le canal sous-orbitaire

1° NERF ORBITAIRE OU LACRYMO-TEMPORAL fournit :
  1° Rameau lacrymo-palpébral, glande lacrymale (face inférieure), paupière supérieure, anastomose avec ophthalmique.
  2° Rameau malaire ou temporo-malaire un filet traverse l'os malaire, va à la peau de la pommette.
    un filet pénètre dans la fosse temporale, s'anastomose avec temporal profond antérieur

Racine sensitive du ganglion sphéno-palatin. (Voir ci-dessous ganglion).

2° NERF ALVÉOLO-DENTAIRE POSTÉRIEUR (tubérosité maxillaire.
  1° Quelques filets postérieurs et supérieurs pour gencives, muqueuse buccale, s'anastomose avec dentaire antérieur ;
  2° Un filet postérieur et inférieur, s'anastomose dans fosse canine avec dentaire antérieur.

3° NERF ALVÉOLO-DENTAIRE ANTÉRIEUR incisives, canines.
  1° Rameaux ascendants peau canal nasal ;
  2° Rameau postérieur qui s'anastomose avec l'alvéolo-dentaire postérieur et supérieur, horizontal, puis vertical, fosses nasales ; dents incisive, canine et molaire.

4° NERFS SOUS-ORBITAIRES S'ÉPANOUISSANT EN DIVERGEANT.
  1° Filets ascendants ou palpébraux, peau, conjonctive paupière inférieure ;
  2° Rameaux nombreux ou nasaux, peau, muqueuse du nez ;
  3° Rameaux descendant ou labiaux, lèvre supérieure, glandules labiales, rameaux cutanés, muqueux.

GANGLION SPHÉNO-PALATIN OU DE MECKEL.
  Donne par sa partie inférieure
    1° Nerfs palatins ;
    2° Nerfs sphéno-palatins ;
    3° Nerf vidien.
  Prend ou reçoit 3 racines
    1° *Sensitive* fournie par le maxillaire supérieur ;
    2° *Motrice* par le facial au moyen du pétreux superficiel ;
    3° *Sympathique* par le plexus caverneux ; réunie au précédent constitue nerf vidien.

RAMEAUX ÉMERGENTS

1° NERFS PALATINS.
  1° *Antérieur ou grand nerf palatin*
    1° Méat supérieur, canal nasal ;
    2° Plusieurs filets traversant sinus maxillaire, dents molaires ;
    3° Staphylin
      1° supérieur, muqueuse nasale ;
      2° inférieur, muqueuse buccale, glandules ;
  2° *Postérieur*, conduit particulièrement aux muqueuses du voile :
    1° muqueuses et glandules du voile ;
    2° muscle péristaphylin interne et palato-staphylin.
  3° *Intermédiaire ou moyen* très-grêle, conduit osseux particulier, muqueuses du voile et glandules.

2° SPHÉNO-PALATINS OU NASAUX POSTÉRIEURS.
  Naissent de la partie inférieure du ganglion, sortent par le trou sphéno-palatin entre le périoste et l'os ;
  Se divisent
    1° *Interne* ou nerf de la cloison, va au conduit palatin antérieur, filets pituitaires ;
    2° *Externe* ou nasaux supérieurs, partie postérieure des fosses nasales, cornet et méat supérieurs ;
    3° *Naso-pharyngien*, conduit ptérygo-palatin, partie supérieure des fosses nasales et du pharynx, près de la trompe.

3° NERF VIDIEN OU PTÉRYGOÏDIEN interne entre le ganglion et le facial, et le ganglion cervical supérieur traverse le canal vidien, trou déchiré antér., et se divise en 2 filets au sommet du rocher.
  1° Supérieur ou crânien, ou *pétreux superficiel* ou *grand nerf pétreux superficiel*, pénètre dans le crâne entre le temporal et le sphénoïde sous la dure-mère, pénètre dans l'hiatus de Fallope, dans le canal du facial et se jette dans le ganglion *géniculé* de ce nerf ;
  2° Inférieur, pénètre dans le canal carotidien, s'anastomose avec nerfs de communication entre le ganglion cervical supérieur et le nerf moteur oculaire externe et concourt au plexus carotidien.

4 Nerfs non ganglionnaires.

Rameaux ganglionnaires.

Ganglion sphéno-palatin ou de Meckel.

BRANCHE MAXILLAIRE INFÉRIEURE DU TRIJUMEAU OU TRIFACIAL

la plus volumineuse et la plus postérieure des trois branches, constituée en partie par la racine sensitive et par la racine motrice: c'est un nerf mixte.— Fournit sept branches.

Trois branches externes.

1° LE MASSÉTÉRIN :
- 1° Filet articulaire, s'anastomose avec temporal profond moyen ;
- 2° Temporal profond postérieur, se rend dans la profondeur du muscle temporal.

2° LE TEMPORAL PROFOND MOYEN, NERF PRINCIPAL DU MUSCLE TEMPORAL :
S'anastomose avec plusieurs rameaux temporaux fournis par le buccal et le massétérin, quelques filets traversent le muscle et vont à la peau, au lacrymal de l'ophthalmique.

3° LE BUCCAL OU BUCCO-LABIAL :
- 1° Rameaux ascendants
- 2° Rameaux descendants
- 3° Rameaux moyens
  - à la peau de la région malaire ;
  - se distribuent à la muqueuse de la joue et à la peau.
- 4° Temporal profond antérieur s'anastomose avec
  - 1° filet temporal de l'orbitaire ;
  - 2° temporal profond moyen.
- 5° Rameaux terminaux peau de la région buccale, canal de Sténon.

Branches internes.

4° LE NERF PTÉRIGOIDIEN INTERNE, très grêle, accolé au ganglion otique, donne petit filet allant au muscle péristaphylin externe.

5° NERF AURICULO-TEMPORAL OU TEMPORAL SUPERFICIEL :
- 1° Branche supérieure et ascendante ou temporale superficielle, contourne le côté gauche du col du condyle, et fournit :
  - 1° Filet plexiforme, va à l'articulation, à la peau, plusieurs rameaux vont au conduit auditif, au pavillon, filet très grêle, s'anastomose avec temporal profond, traverse l'aponévrose temporale ;
  - 2° Peau de la fosse temporale, fournit une espèce de plexus à l'artère et se divise en filets qui vont gagner le sommet de la tête.
- 2° Branche inférieure ou descendante ou auriculaire, passe derrière le condyle.
  - 1° Fournit plexus derrière le condyle et autour de l'artère maxillaire interne, plusieurs rameaux à la parotide, lobule de l'oreille, plexus cervical ;
  - 2° Un de ses rameaux se jette dans le nerf dentaire avant sa pénétration dans le canal dentaire, un autre à l'articulation temporo-maxillaire plexus cervical ;
  - 3° Un d'eux va à la conque le long de l'hélix, face externe, après avoir perforé cette conque.

Trois branches postérieures.

6° NERF DENTAIRE INFÉRIEUR OU MAXILLO-DENTAIRE DE CHAUSSIER :
- 1° Filet lingual qui se jette dans le nerf lingual peu après son origine ;
- 2° Filet mylohyoïdien, gros et petit moteur ;
- 3° Nerf mentonnier se divise en rameaux divergents ascendants radiés, lèvre inférieure surtout à son bord libre aux glandules ;
- 4° Nerf incisif très grêle fournit 3 ramuscules pour la canine et les deux incisives ;
- 5° Filets pour grosses et petites molaires, un ramuscule à chaque racine ;
- 6° Filets osseux et gencivaux au périoste et aux dents.

7° NERF LINGUAL OU PETIT HYPOGLOSSE :
- 1° Corde du tympan qui se dégage de suite pour se jeter dans le ganglion sous-maxillaire ;
- 2° Quelques rameaux qui accompagnent la corde du tympan et vont au ganglion sous-maxillaire ;
- 3° Ganglion sous-maxillaire par ses filets les plus inférieurs ;
  - 1° filet antérieur, racine sensitive ;
  - 2° filet postérieur, racine motrice.
- 4° Grand nombre de filets terminaux pour la muqueuse des 2/3 antér. de langue ;
- 5° Quelques filets à la muqueuse du pharynx, amygdales, gencives, glande sous-maxillaire ;
- 6° Rameau mylohyoïdien déjà vu au dentaire inférieur.
- 7° Anastomose avec: le grand hypoglosse.

GANGLION OTIQUE OU D'ARNOLD situé immédiatement au-dessous du trou ovale, adhère :
- 1° au maxillaire inférieur par des filets très courts (courte racine) ;
- 2° au nerf ptérigoïdien interne.

Prend
- Racine motrice provenant du facial par le petit nerf pétreux superficiel, aboutit à l'extrémité postérieure du ganglion otique.
- Racine sensitive provient du glosso-pharyngien à l'aide d'un filet dit nerf pétreux superficiel appelé nerf de Jacobson, sort de la caisse du tympan, sort du crâne et va au ganglion otique.
- Racine sympathique provient du plexus nerveux de l'artère sphéno-épineuse, émanation du plexus intercarotidien du grand sympathique.

Fournit
- 2 filets moteurs, leur anterieur descendant se termine dans le muscle péristaphylin externe. Un postérieur va en arrière et se perd dans le muscle du marteau.
- 2 filets sensitifs, 2 ou 3, s'unissent au nerf auriculo-temporal, vont se distribuer à la membrane de la caisse, à la trompe d'Eustache et au conduit auditif externe.

www.ingramcontent.com/pod-product-compliance
Lightning Source LLC
Chambersburg PA
CBHW071305200326
41521CB00009B/1913